青春文庫

歩けば、調《ととの》う

人生を豊かにする「脳と身体の休め方」

川野泰周

青春出版社

はじめに――身体よりも脳が疲れている現代人

「やらなきゃいけないことがたくさんあるのに、うまく集中できない」

「十分寝てるのに、疲れがとれない」

――もしかしたら、それは**脳の疲れ**のせいかもしれません。

「脳の疲れ」といわれても、ピンとこない人が大多数かもしれませんね。

私は精神科医であり、横浜にある禅寺の住職でもあるという、自分でいうのもヘンですが、「変わり者」かもしれません。心配事を抱えた人、心の病に苦しむ人を、これまでたくさん診察させていただきました。

そんな私が、脳の疲れをとるためにおすすめしたいのは**「歩くこと」**です。

「医者だったら薬を処方したら?」「坊さんなら、ありがたい説法でもすればいいのに」

――そんな声が聞こえてきそうです。でも本当なんです。歩けば脳の疲れはきれいにとれて、ストレスからも解放されるのです。

たいして身体を動かしていないのに、だるくて仕方ない。週末はゴロゴロして過ごすけれども、月曜の朝から疲れている、ということはありませんか？　精神科医の立場から見れば、脳が休めていないから、そういうことが起こると考えられます。

身体の疲労は、ふつうだったら眠ればとれるものです。山歩きをして疲れても、一晩眠ればスッキリ気持ちよく目覚められるといったことは、みなさん経験があるはずです。

ところが、現代人が抱えている疲労は、それとは種類が違います。どういうことかというと、これは明らかに**精神疲労、脳の疲労**なのです。

精神疲労がたまると、かえって眠れなくなってしまいます。うつ（うつ病やうつ状態）を抱えた人たちは不眠になることが知られていますが、うつ状態にまでは至らなくとも、脳の疲れを抱えた現代人も睡眠が浅くなり、いつまでも疲れがとれないまま、脳の疲れが慢性化していると考えられるのです。

でも大丈夫。**歩けば、脳も身体も調《ととの》っていきます。**

少しのコツを覚えれば、歩くことは禅の世界に伝わる**「瞑想」**になります。そしてそれは、最先端科学が教える**「マインドフルネス」**として、効果やメカニズムまで解明されつつあるのです。

例えば、マインドフルネスによって、集中力や判断力、コミュニケーション力、ストレス耐性が向上したり、自己肯定感を育んだりする効果があることがわかってきています。また医療の世界では、うつ病、不安障害、慢性疼痛、外傷後ストレス障害（PTSD）などに対する効果が証明され、臨床でも実践されるようになりました。近年では、グーグルやマイクロソフトといった世界をリードする企業が、社員研修や従業員のストレス対策として、マインドフルネスを取り入れています。

それだけではありません。少し抽象的なお話になりますが、マインドフルネスは、**私たちがよりいきいきと、幸せな人生を送るための助けとなります**。例えば、すべての人間関係を豊かにする「自分に対する思いやり、他者への共感性」も、瞑想によって育まれることがわかってきました。

「忙しくて歩いている時間なんてない」と思われるかもしれませんが、「歩くこと」には人生を豊かにするヒントが隠されているのです。

本書では、禅の教えと最新脳科学でわかった、脳と身体を調える「歩き方」について、お伝えしていきましょう。

『歩けば、調う』目次

[序章] 歩けば、「疲れない自分」に変わる

[1章]
歩けば、集中力がアップする

[2章]

歩けば、心が調っていく

［3章］
歩けば、人間関係がラクになる

［4章］

歩けば、幸せに一歩近づく

[5章] 1分で脳と身体の疲れがとれる「歩き方」

本文イラスト　池田須香子
本文デザイン　ベラビスタスタジオ
編集協力　東　雄介

［序章］

歩けば、「疲れない自分」に変わる

疲れの原因は「心ここにあらず」の状態にあった！

現代社会では、身体よりも脳のほうが疲れてしまってる人が増えています。

原因は、いくつかあります。

精神科医の立場から見れば、現代人の「歪んだ自己肯定感」が大きく影響していると考えているのですが（この点については、3章で詳しく説明します）、一般的には「**情報過多**」が挙げられます。

インターネットの登場以前に比べて、脳が処理しなければならない情報量は圧倒的なほどに増えました。特に最近では、四六時中スマホを手にして、ニュース速報をチェックしたり、ゲームをしたりと、脳が一息つくヒマもないほどです。

以前、個人的にビックリしたのは、私のことを取り上げてくださったニュース記事がネットにあがったら即、メッセージが殺到したことです。学校を卒業してから1度も会わなかったような友人からも「あれ読んだよ！」と届いたほど。こんなにも情報を摂取するスピードが速くなっているのかと、驚きました。

「マルチタスク化」も進んでいます。

会社では生産性のアップを求められ、1人ひとりの仕事量が多くなる一方です。単純に1つのタスク（仕事）が大きいこともありますが、複数のタスクを抱え、それを同時に処理しなければならないという「マルチタスク」も当たり前になっています。デスクワークをしながら明日のプレゼンのことで頭がいっぱいになっているのも、マルチタスクの例です。1つの仕事を終わらせてから次の仕事に取りかかるということを、状況が許しません。

「効率的に進めなきゃいけないから」「そうしないと作業が終わらないから」と思われるかもしれませんが、人間のキャパシティには限界があります。

複数のタスクを処理しようとあれこれ気を回していると、1つひとつの判断力が低下し、仕事のスピードもクオリティも落ちてしまいます。

仕事から離れたところでも、マルチタスク化が進んでいます。

例えば、通勤中の勉強や、音楽を聴きながらの読書。スマホを見ながらの食事。駅のホームからの転落や交通事故を起こす原因として警告されるようになった「歩きスマホ」などもその典型です。

誰に命じられたわけでもないのに「〇〇しながら〇〇」しないではいられない現代人。1つのことに意識を集中することができず、常に、何かをしながら別のことを考えています。まるで**「ムダな時間を過ごしてはいけない」**という強迫観念に囚《とら》われているかのようです。

近年では若い世代の人たちを中心に、**「タイパ」**という言葉が当たり前のように使われるようになりました。コストパフォーマンスを略した「コスパ」のアレンジだということですが、時間を効率的に活用できたときに、「あれはタイパが良かった」と表現したりするそうです。こうした言葉が生み出されること自体、効率重視の価値観が急速に広まっているのを垣間見ることができるでしょう。

言い換えれば、**私たちはもはや「ただ、休む」ということすらできなくなっている**のではないでしょうか。「せっかく家族水入らずで旅行に出かけているのに、仕事のことが頭から離れない、心から楽しめない」、そんな声もいたるところから聞かれています。

ひと言でいえば、現代人は**「心ここにあらず」が常態化している**のです。これこそが脳を疲れさせている直接の原因です。

脳科学（神経科学）的には「心ここにあらずの状態」を「マインドワンダリング」と表現します。心（マインド）がさまよっている（ワンダリング）というわけです。

では、どうしたらマインドワンダリングから抜け出せるのでしょう?

その解決策の1つが、瞑想であり、マインドフルネスです。

マインドワンダリングが「心ここにあらず」だとするなら、**瞑想やマインドフルネスの真髄は「今この瞬間に意識を向ける」こと**にあります。マインドワンダリングを止め、脳の疲れを回復させる効果が期待できます。

禅の修行生活は、まさに「今この瞬間」を生きることそのものです。

一般的によく知られている坐禅ばかりでなく、掃除や料理、食事、草むしり、入浴や排泄も、生きている限りすべてが「今この瞬間」の連続であり、そこに全力で取り組むことで修行をするというシステムが、古来より構築されてきました。

そう考えると、マインドフルネスが、米国シリコンバレー発の流行となり、いまやウォール・ストリートでも大ブームとなっているのは、偶然ではなく必然といえます。

ウォール・ストリートは、情報過多の最前線。そこには「心ここにあらず」になりがちな環境にいながら、人一倍集中もしなければいけない人たちが集まっています。だからこそ、マインドフルネスが求められたのです。

知らないうちに使われている「脳のエネルギー」

マインドワンダリングの状態にあるとき、私たちの脳内では何が起きているのでしょうか。

それを理解するためには、ＭＲＩ（磁気共鳴画像）をはじめとする画像検査技術の進歩によって見出された、人間の脳内にある3つの神経ネットワークについて知ることが手掛かりとなります。近年わかってきたところでは、それぞれ以下のような役割を有すると考えられます。

・「ＤＭＮ」（デフォルト・モード・ネットワーク）――解決方法が定かでない問題をあれこれと考えるときに活性化しているネットワークです。

・「ＣＥＮ」（セントラル・エグゼクティブ・ネットワーク）――1つの目標のために

計画を立てたり、それを実行したりすることに意識を集中するときに活性化します。
・「SN」（セイリエンス・ネットワーク）――DMNとCENを切り替える機能を担います。

このうち、マインドワンダリングの状態のときに活性化しているのがDMNです。しかも**脳の消費エネルギーのなんと6〜8割をDMNが消費している**というから大問題です。これでは脳をムダにアイドリングさせているようなもので、脳が疲れるのは当然のこと。判断力、注意力、集中力が低下していき、創造力も落ちていきます。うつ病や不安障害の患者さんも、DMNの働きが過剰であることがわかっています。

マルチタスクの怖さは、ここにあります。**マルチタスクで考えれば考えるほど、脳が疲れ、考える力が落ちていく**のです。はじめのうちは一晩寝たり、休日にリフレッシュすれば回復できるかもしれません。しかし**脳の疲れはやがて長期化・慢性化していき、一晩寝たぐらいでは回復しなくなります**。もちろん、DMNは不要な脳機能ではなく、私たちが過去を振り返り、未来を予測し、理知的に活動するために欠かせないものです。しかし、あまりにもそれを酷使することで、私たちの脳は消耗してしまうのです。

だからこそ今必要なのは、DMNの働きを適度に抑え、マインドワンダリングをストップさせること。そのための手段が瞑想であり、マインドフルネスです。

最近の研究から、瞑想によってCENとSNが活性化し、DMNが鎮まることがわかっています。ほんの数分でも、脳のエネルギーの8割を消費するDMNの暴走を止められたら、どれだけ脳の燃費がよくなるでしょう？　1日が終わったときの疲れが、まるで違ってくるはずです。

精神科医の禅僧が「歩く」ことをすすめる理由

「歩いてみましょう」と私が申し上げるとき、皆さんにまず心がけてほしいのは、長い時間かけて歩くことでも、美しい景色を楽しむことでもありません。

はじめのうちは、一定のリズムで「ただ歩く」だけでも、頭がスッキリする効果を実感できると思います。しかし、慣れてきたら「これを意識するだけで効果が数倍になる」というコツを意識してほしいのです。

それは**「足の裏の感覚にしっかり注意を向けて歩くこと」**です。これこそ脳を休ませる方法であり、本書が紹介する**歩く瞑想**（マインドフル・ウォーキング）です（実際の歩き方は5章で説明します）。

私は「精神科医の禅僧」として、医学や禅から得た知見をもとに「心ここにあらず」の状態にある方々にさまざまなアドバイスをしてきました。医学においても禅においても、「歩く」という行為はなじみの深いものです。

歩く瞑想は、古来より禅宗の坐禅修行の一貫として取り入れられてきました。現在でも曹洞宗や臨済宗の僧侶が修行としておこなっています。

その禅にルーツを持つ心理療法の1つが、マインドフルネスです。マインドワンダリングが「心ここにあらず」の状態だとするなら、マインドフルネスは「心ここにある」状態。「今この瞬間に意識を向けること」で、心の調和を取り戻し、脳の疲れを回復させるのが狙いです。言い方を変えれば、**禅に科学のメスを入れたものが、マインドフルネス**。あるいは、**禅から宗教的要素をいったん外し、より多くの人に届けられるようにしたものがマインドフルネス**といえるでしょう。

医療においても、米国マサチューセッツ大学医学大学院の名誉教授ジョン・カバットジン博士が、マインドフルネスを医療に導入したことで、その効能が世界中で知られるようになっていきました。うつ、不安障害、PTSDなどの心の病に対する効果が証明されており、私が勤めるクリニックでも、マインドフル・ウォーキングを積極的に指導しています。

しかし私は、修行僧でなくても、精神疾患をお持ちの人でなくても、マインドフル・ウォーキングを実践していただきたい、と日頃からいろいろな場面でお伝えしています。

これまで説明してきた通り、瞑想やマインドフルネスの効果は、病気の治療に限られたものではありません。**今は十分な健康状態にあるという方、「脳の疲れなんて感じない」という方、「自分は心の病とは無縁」と思っている方にも、ぜひ取り入れてほしいのです。**

マインドワンダリングが慢性化している現代人は、「自分は疲れている」ということも自覚できなくなっています。精神科医として、それが心配です。

自覚できない疲れこそが、脳の疲れです。私が診療にあたっている心療内科のクリニックに通われている患者さんも、最初は、

「私は健康なんですが、内科の先生にいわれたから、仕方なく来たんです」

と渋々やってきた人がほとんど。あなたは脳が疲れているのですよ、という事実に気がついてもらうことから治療をはじめなくてはならないほどです。

毎日を忙しく過ごしているビジネスパーソンも、主婦の皆さんも、若い学生さんたちも、定年後の方々も、程度の差こそあれ、皆がマインドワンダリングの状態にあります。

だからこそ、私はあらゆる人に、禅とマインドフルネスを知ってもらいたい。それは、現代に生きるすべての人たちに役立つものだと確信しているのです。

マインドフルネスの定義をもう少し詳しくすると、

「意図的に、今この瞬間の体験に、評価や価値判断をせずに、注意を払うこと」

ですが、私なりに意訳すると、こうなります。

「マインドフルネスとは、現代を健やかに生きるための叡智である」

脳の疲れがとれるだけではない。気持ちがスッキリするだけではない。マインドフ

ルネスには、今を生きるための智慧《ちえ》があふれているのです。

具体的なことは、これからゆっくり説明していくことにしましょう。でも、細かい説明を聞かなくても「やればわかる」のが瞑想のいいところ。だから「じゃあ、歩いてみましょうか」とすすめているのです。ここまでのお話が腑《ふ》に落ちないのだとしても、なんの心配もいりません。まずは、ただ歩けばいい。並行してこの本を読み進めていくことで、少しずつ納得していただけると思います。

呼吸、瞑想よりも簡単な「マインドフル・ウォーキング」

さて、「マインドフルネス＝呼吸に集中する瞑想」と思っている方は多いのではないでしょうか。確かに、具体的なやり方としてよく知られているのは、（歩く瞑想よりも）呼吸瞑想かもしれません。ただ、「どうも呼吸瞑想のコツがつかめない」という人は多いのです。

実は、呼吸瞑想よりも、歩く瞑想であるマインドフル・ウォーキングのほうが、ずっと簡単です。

例えば、会社で1時間働くごとに5分間、階段を上り下りしてみる。トイレに行く。主婦などをされていて家で過ごす時間が多い方は、家事や料理の合間にダイニングテーブルの周りを3周歩いてみる、それだけで十分です。ただ歩くだけでも気分転換の効果がありますし、歩く瞑想の正しいやり方を知っていれば、1分間歩くだけでも頭がスッキリしてきます。

話を戻しますが、呼吸瞑想につまずく人が多いのは、おそらくこういうことだと思います。

マインドフルネスは、「人間がふだん当たり前にやっていることに、あえて心を向けること」が出発点になります。呼吸瞑想も、呼吸を無理に調えようとせず、ありのままの呼吸を「ただ眺めること」が大切なのですが、気持ちを集中することが難しい人、心が落ち着く環境にない人には、なかなか実践できません。

一方、**地面を踏みしめている足の感覚は、否応なく意識されるので、呼吸よりも心を向けやすい**のです。スマホを四六時中眺めないではいられない人も、マインドフル・ウォーキングのほうが続けやすいと思います。

私が勤務するクリニックでも、ワーカホリックやADHD（注意欠陥・多動性障害）

の傾向のある患者さんからよく「呼吸瞑想ができない」と相談されます。クリニックに通うほどではなくても、「仕事が忙しくて、とても呼吸瞑想に5分間も割けない」「5分間じっと座っているのが耐えられない」というあなたも、あせらずマインドフル・ウォーキングからはじめてみてください。

忙しい人でも、隙間時間を使ってできる

正しい歩き方さえ覚えれば、あとはどんな格好で、どんなルートを歩いてもいいし、疲れたら途中でやめてもまったくかまいません。というのも、マインドフル・ウォーキングは「**歩いている足に注意を向けること**」**それ自体が一番の目的**だからです。

山道を歩いて足が棒のようになり、頂上にたどり着いて、とたんに開けた景色を前に感動して言葉を失った瞬間、さっきまでの悩みがウソみたいに消えてしまう――こういうとき、私たちは過去や未来ではなく「今」だけに集中していますよね。こんな感覚を、いつでもどこでも味わうことができるように、だんだんと心がクリアになっ

ていく。それが、マインドフル・ウォーキングです。

忙しい生活のなかで、いっとき、歩くことだけを目的に歩こうというと、「忙しくて、そういう優雅な時間はとれないんだってば！」と思われるかもしれませんが、ここでは**「あえて時間をムダにする」**ことに意味があります。

「できるだけ成果に直結することをしたい」「ただボーッとしているなんて時間のムダ」——そんな強迫観念に駆られている人が、現代にはとても多いように思います。少しでも空き時間ができればスマホでニュースを読んだり勉強したりと、極力有意義に使おうとする。それがどれだけ大切なことだとしても、「そうしなくてはいけない」という思いに囚われると、いつまでも休めず、脳は疲れる一方です。

私が提案したいのは、ほんの5分、10分といった隙間時間こそ、マインドフルネスにあて、休息をとることです。5分間勉強する代わりに、歩いたり、呼吸瞑想をしたりして、自分と向き合ってみる。こうして自分の時間を自分の心のために使うことこそが、現代に生きる私たちにとっての贅沢《ぜいたく》であり、休息ではないでしょうか。

ただし、自分のために時間を使うといっても、スマホゲームなどは当てはまりません。ゲームやギャンブルなど、エンターテイメント性や中毒性が高い行為は、「意図的に注意を向けている」のではなく、「注意を奪われている」状態だからです。また、「ボーッと時間を過ごしてはいけない」という恐怖感を埋めるために自分に刺激を与え続けているので、かえって疲れをためることになってしまうのです。

1日に5分、10分でも、歩くことを習慣にすると、あるとき、「あ、自分は変わったな」という瞬間が訪れます。脳の疲れがとれて、スッキリするという効果はもちろんのことですが、脳が疲れたときには感じられなかった、「優雅な時間」が戻ってくるかもしれません。例えば、近所に新しいお店ができたことに気がついたり、元気な学生たちのおしゃべりを微笑ましく思ったり。以前には感じられなかった喜びや気づきが、「あ、自分は変わった」という手応えになります。

私が、うつ病の患者さんに歩くことをおすすめしているのも、**歩くことが「回復を実感する」助けになるから、**という理由があります。

患者さんによって、原因も症状の重さもまちまちですから、これぐらい歩いたら治ります、とお約束することはできません。しかし、少なくとも歩く習慣をつけておくと、「最近、新しいことに興味が湧いてきたな」と自覚しやすいのです。自分は確かに回復している、よくなっている。そう実感できると、治療に対しても前向きになれます。

脳の疲れが慢性化しているのは、こんな人

ひと昔前なら、「脳疲労」なんて口にしようものなら、「気合いが足りない」「努力が足りない」と叱られていたかもしれません。

でも、マインドフルネスが認知されるにしたがって、**「疲れには、身体の疲れと脳の疲れがある」**という理解が進んできたように思います。

また、**脳の疲労には、短期的な疲労と、慢性的な疲労がある**ということも覚えておきましょう。例えば「上司にダメ出しされてムカッときた」。こうしたショックは短期的なもので、それだけでは脳疲労が起きにくいのです。また、短期的な疲れであれば、マインドフル・ウォーキングによってDMNの活動を抑え、今この瞬間に気持ちを集中させることで、比較的速やかに回復することが期待されます。

しかし、「金曜にダメ出しされたのを何度も思い返して、週末もうつうつとして過

ごした。しっかり休めなかった」となると、脳の疲れがたまっていきます。

慢性化した脳の疲れも、ふだんからのマインドフルネスの習慣によって少しずつ癒やしていくことができますが、これがさらに悪化してうつ病の状態になってしまうと、場合によってはマインドフルネスが逆効果になってしまうこともありますし、薬物療法などのより強力な治療が必要になることもあります。だからこそ、**ふだんから生活習慣のなかにマインドフルネスを取り入れていき、疲れない脳を養うことで、慢性化を予防することが大切**なのです。つまり「治療」のためのみならず、「予防」のためにも、マインドフルネスを活用していただきたいということです。

多くの人は、軽度の脳疲労が蓄積している段階にあるように思います。周囲の目にはとても健康的で、バリバリ働いているように見えている。病院にかかる必要も感じていない人が大半でしょう。けれども、**脳はしっかり疲れているし、本人も「なんだか本調子ではないな」と感じている。それが現代の、ふつうの人の姿**です。今はそれでいいのかもしれません。しかし、「このままでは、いつ病気になるかわからない」という不安も、同時に抱えていませんか？

いわば、**病気には至らないものの、健康な状態とはいえない「未病」の人たち**。私が、マインドフルネスを一番届けたいのは、そんな人たちです。大切なのは、発症してからではなく、未病の段階から、自分をケアすることです。

積極的に歩く習慣をつけ、脳の疲れをためないように予防していきましょう。

歩けば脳が変わる、身体が変わる

歩けばスッキリ、脳の疲れがとれて、心が軽くなる。ここまでなら、経験的に納得していただける部分も大きいのではないでしょうか。

そもそも運動は、肉体的な健康に対する恩恵が大きいことは、皆さんご存じの通りです。座っている時間が長い人は、不摂生な生活をしがちです。肥満、糖尿病、がん、脳血管疾患、認知症などが増加し、寿命が縮まる可能性も指摘されています。もちろん食生活の良し悪しや喫煙の有無など、運動以外の生活習慣もおおいに関与していると思いますが、運動が健康にいいことは確か。

「歩く」という軽い運動でも、十分な効果が期待できます。

例えば、最新の研究結果では、1日5000歩以下で死亡率が有意（科学的にはっきりとした差が認められること）に上がり、7500歩以上で死亡率が有意に下がるそうです。といっても、まったく運動習慣がない人が7000歩歩くのはハードルが高いはず。私は「1日3000歩からでもいいです」とおすすめしています。

一方、メンタル面の効用を考えるなら、必ずしも何千歩も歩く必要はありません。それも、単純な「気分転換」に終わらないマインドフル・ウォーキングの驚くべき効果を、最新の脳科学は明らかにしました。

例えば、うつの改善です。脳内で分泌され、脳細胞に栄養を与える、BDNFという重要なタンパク成分が知られています。このタンパク質は脳細胞の保護と回復をつかさどり、これが不足するとうつを引き起こすとされているのですが、歩行やスロージョグは、そのタンパク質の分泌を促すというのです。

特に最近では、「ふつうの歩行」と「歩行瞑想」を細かく比較し、**歩行瞑想のほうが、よりうつを改善する効果が有意に高い**ことを示した研究があります。さらに、**動脈硬化や高血圧、メタボの改善にも、歩行瞑想のほうが効果は高い**と科学的に証明されています。

なお、あとで詳しく説明しますが、**歩行瞑想のポイントは、足の裏の感覚に意識を**

向けること。音楽を聞きながら、おしゃべりをしながらでは、「ふつうの歩行」以上の効果は期待できません。

「前頭極《ぜんとうきょく》」という前頭葉《ぜんとうよう》のなかの最も前のほう、ちょうどおでこの裏側に当たる部分が、軽い運動によって活性化されるというエビデンスもあります。前頭極は意思決定、判断力、観察力、注意力などを担っているといわれており、仕事能力の向上が期待できます。例えば「大事なプレゼンの前に、マインドフル・ウォーキングでオフィスのフロアを一周する」だけでも効果を実感できることでしょう。

そして、マインドフル・ウォーキングの効用のうち、最も重要なのは**ワーキングメモリ**に関するものです。ワーキングメモリとは、リアルタイムの情報を一時的に記憶し、それらを同時処理する能力のこと。読み書きや計算にはじまり、プレゼン能力や空気を読む力など、仕事や日常のコミュニケーションに欠かせません。

脳が疲労してくると、このワーキングメモリの働きが弱くなります。すると、口数が極端に減ったり周囲からワンテンポ遅れた反応になったりと、人とうまくコミュニケーションがとれなくなり、人間関係にストレスを感じるようになってしまいます。このワーキングメモリの能力を回復してくれるのが、歩行などの軽い運動です。つまり、歩くことで仕事やコミュニケーションの能力が高まり、人間関係まで好転してしまう、というわけです。

一流アスリートも取り入れているマインドフルネス

歩くことが集中力を高めてくれる。その究極が「フロー」と呼ばれる現象です。フローとは極限の集中状態のこと。フローに入ると、時間がゆっくり進んで、あらゆる動きがまるでスローモーションのように感じられます。

これを日常的に体感しているのが、一流のアスリートたちです。実は私もアスリートのはしくれで、大学6年間は100m走の選手でした（追い風1・4mという超！幸運もあって、10秒71という当時所属していた大学の医学部記録を持っていました。遠い昔の話ですが……）。

国体にも出場できなかったレベルではありますが、それでも「フロー」を体験できることがありました。どれだけ速く走っていても自分が踏み出す1歩1歩が手に取るようにわかる。自己ベストの記録が出るのはそういうときです。意識してフローに入れるのは一流のアスリートだけかもしれません。私のようなふつうの人は、たまたま調子がよい日にしかフローを体験できないのです。

ですが、ふだんからマインドフルネスの訓練をしておくと、フローに入りやすくなることがわかっています。テニスのジョコビッチ選手も、マインドフルネスをトレーニングに取り入れていることが知られています。

陸上選手が行う「ドリル」と呼ばれる基礎運動も瞑想そのものです。これは足の感覚を分割して集中する訓練です。レース本番、ものすごいスピードで走っているときは、細かい足の動きなんて調節できませんから、ふだんから徹底して足に動きを覚え込ませなければなりません。かかとから着地し、反対側の膝をパーンとはじき、腰のひねりでストライドを伸ばす……。ふだん何気なくやっている「当たり前の動き」を細かく分け、1つひとつに注意を払う。そのトレーニングをやるかやらないかで、集中力のノリがまったく違ってくるのです。

以前スポーツ系のある雑誌で、予防医学研究者の石川善樹博士が、アメリカのビジネス界で注目されている**「マイクロバースト現象」**を紹介されていました。例えば、瞑想してからレースを走り、終ったらまた瞑想。この「走る↓休む」という落差が自律神経にうまく作用して、より深い瞑想に入れるというのです。テニスのジョコビッチ選手がゲーム間にベンチで瞑想しているのも、マイクロバースト現象を利用していると私は考えています。

禅僧は、なぜハードな修行に耐えられるのか

言葉や文字に囚われていては悟りを得ることはできない——禅の世界では、こうした考え方を、「不立文字《ふりゅうもんじ》」といいます。なぜ、こんな耳慣れない言葉を紹介するかというと、**禅やマインドフルネスのコツの1つは「言葉から離れる」ところにある**からです。だからあれこれ悩まない、考えすぎないですむ。でも「考えちゃいけないと意識するほど、かえって考えてしまう」経験はないでしょうか。言葉から離れるとは、口でいうほど簡単なことではありません。

では、どうしたら言葉から離れられるのか。ポイントは「注意資源」です。人間は何かに向けていられる注意の量には限界があります。そして、マインドフル・ウォーキングは、歩いている足の感覚に注意を向けるもの。歩くことで注意資源を使い切っ

てしまえば、言葉からも離れることができます。

私は鎌倉にある禅の大本山、建長寺での修行中に、それを実感しました。医学部を24歳で卒業し、しばらく病院に勤めたあと、30歳から3年間あまり建長寺のなかにある専門道場「僧堂」で禅修行をしました。周りにいる仲間の多くは20代前半の「現代っ子」たち。なかには精神的に繊細な人もいて、途中で「家に帰りたい」と泣き出す修行僧もいました。でも、不思議なことに、うつになる人は誰もいないのです。

禅寺の修行は、精神的にも肉体的にもハードなものです。いつも追い立てられるように動き続け、汗もびっしょりかき、夜になるとクタクタ。でも、それがよかったのです。ふつう、これだけのストレスを与えると睡眠が浅くなり、夜中に目が覚める中途覚醒が起こるものですが、禅寺では中途覚醒するヒマもなく、「布団に入ったらもう朝になってた」と感じるほど深く眠ることができました。

こうして、そのときやるべきことだけに注意資源を消費していたおかげで、あれこれ考えることもなく、心を病まずにすんだのだと思います。修行がつらくて逃げ出してしまう人はいましたが、逃げ出す元気がある時点で、うつとは考えられません。なぜなら、本当にうつになった人は布団から起き上がることもできないはずだからです。

身体を動かし続けることに、意味があるのです。禅寺のようにハードなことはできない、という人は、歩けばいい。マインドフル・ウォーキングは、**「考えるよりも先に動く」ことで、言葉から離れるエクササイズ**なのです。

おだやかな性格になり、心の傷が癒えていく

マインドフルネスによって人柄も変わる、といったら驚くでしょうか。

心理学では、「気質＋性格」によって人格が成り立っていると考えられています。気質は親から与えられたものであり、生まれ持ったものです。几帳面《きちょうめん》な家系もあれば、気性の激しい家系もあるでしょう。これはなかなか変えられません。

一方性格は、気質に根差しながらも、育った環境や体験によって、後天的につくられていくものをいいます。競争のなかで育てば、他人を蹴落《けお》とすことをためらわない勝ち気な性格になるかもしれないし、怒られてばかりいたら臆病《おくびょう》になってしまうかもしれません。

マインドフルネスによって塗り替えることができるのは、性格のほうです。親から

授かった気質が人格に影響することは間違いないのですが、性格の部分は、もう一度つくり直せるのです。

例えば、癇癪《かんしゃく》持ちの人が、瞑想を通じておだやかでいる方法を身に付けたとします。それが一時だけで終わるなら「癇癪持ち」という性格は残り続けるかもしれません。しかし、おだやかでいることで周囲にほめられたり、仕事の成績がよくなったりすれば、おだやかであるよう日々努力することでしょう。そうなればもう「癇癪持ち」と呼ばれることはありませんし、本人にも、おだやかな性格がなじんでくるに違いありません。

マインドフルネスが「トラウマ」を少しずつ癒やしていくことも、近年の研究でわかってきています。トラウマとは、後遺症のように長期にわたり本人を苦しめる精神的な傷のことです。ひどいトラウマが性格を決定的に歪めてしまうこともあります。しかし、マインドフルネスによって「注意資源」を使い切ることができるようになると、どうでしょう。一時でもトラウマを忘れ、まっさらな気持ちに戻ることができます。過去の体験に囚われず、目の前のことに力を尽くせるようになるのです。

トラウマというと、災害、大事故、命の危険に瀕する事件などを想像されるかもしれませんが、それだけではありません。仕事で失敗して恥をかいたことをきっかけにチャレンジできなくなった、大失恋のせいで恋愛が怖くなってしまったというケースでも、十分にトラウマ記憶になることを、ぜひ知っておいてほしいと思います。そんなときにも、マインドフルネスは有効です。

医療でも注目。薬を上回るマインドフルネスの効果

本書を読んでくださっている方の多くは健康で、うつ症状や不安障害などの精神疾患を患っている当事者の方ではないかもしれません。

ですが、私が身を置いている精神医療の世界でも、マインドフルネスの登場は、画期的なものでした。**今では、軽いうつの方に「歩いてください」とアドバイスすることは、完全にスタンダードな対応となっています。**

近年では、マインドフルネスが抗うつ薬を超えたというデータが示され、話題になりました。**特にマインドフルネスが効くのは、うつの再発を繰り返している患者さんです。**すでに一度うつ病にかかった人を対象に、うつの再発を予防するためにマイン

ドフルネスによる治療を受けた人と、抗うつ薬の治療を受けた人を何年にもわたって追跡したところ、マインドフルネスの効果のほうが有意に高かったというのです。

興味深いのは、観察をはじめて2年目の調査では、両者の再発率は同等で有意差が現れなかったのに、治療から3年を経たところから、再発率に明らかな差が生まれた、という点です。ここからわかるのは、マインドフルネスは即席治療としてよりも、急性期を過ぎてからも長く継続してこそ、顕著な治療効果が期待でき、またその再発予防の効果は持続し得るものだということです。

私にはそれが驚きでした。抗うつ薬をはじめとする向精神薬は、一定期間服用を続けることで効果が発現しますが、内服を終了すれば数日から長くても2週間程度で体内から消失し、その効果はなくなります。ところが、**マインドフルネスはその逆で、治療中はもちろん、治療を終えたあと何年間も（人によってはなんと半永久的に！）、その効果が続く**のです。

また、**抗うつ薬が効きづらい人には、マインドフルネスが効く傾向が強い**こともわかっています。おそらく、うつ病になるメカニズムが、それぞれ違うのだろうと考えられています。

実は、長い間、精神科医は困っていました。

私自身、心の病に対して提供できる治療法が少なすぎると考えていました。基本的には、薬物療法とカウンセリングしかなかったのです。1日に60人〜80人の患者さんを診るような大きな病院では、より効率的な、薬を使う治療に頼らざるを得ない、という事情もありました。しかし、薬だけでは解決できないうつも、たくさんあるのが現実です。

それが、今では多くの医療機関がマインドフルネスを積極的に取り入れています。薬を処方する量もどんどん減っています。これからは、薬とマインドフルネスが、うつの治療の両輪になっていくに違いありません。

私はそれを、とても嬉しく思っています。私が本当にしたかった医療とは、患者さんを数多くさばく医療ではなくて、その人を本当に元気にできる医療だからです。

それに、マインドフルネスであれば、病気を治すばかりでなく、患者さんに「健やかに生きるための叡智」を感じてもらえる。そんな医療ができるようになって、私自身も救われたのです。

［1章］

歩けば、集中力がアップする

心を「今、この瞬間」につなぎとめる

目の前のことに集中できない、注意が散漫《さんまん》になる。これは典型的な「マインドワンダリング」の症状です。

現代に生きる私たちは、日常的にマインドワンダリングであることを強《し》いられています。四六時中スマホを手放せず、ニュースアプリを開けば、分単位で新しいニュースが飛び込んできます。

それを無視できないのは「目を通さないと世の中に遅れていく気がする」という強迫観念からでしょうか。しかし、これでは心はさまよい続けるばかりです。

もっとも、人間はもとから長時間1つのことに集中するのが苦手にできています。

2010年にアメリカで発表された研究によると、現代人は起きている時間の50%近くを、マインドワンダリングの状態で過ごしているそうです。誰もがいつでも「心ここにあらず」のままに生きているといっていいでしょう。

集中力を意識して高めようと思ったら、マインドフル・ウォーキングによって、さまよう心を「今、この瞬間」に向ける必要があります。

なぜ、歩くと集中できるのか。脳科学的にいえば、それは脳内の神経ネットワーク構造が、DMN（デフォルト・モード・ネットワーク）から、CEN（セントラル・エグゼクティブ・ネットワーク）に切り替わるからです。

前章でお話しした、3つの神経ネットワーク構造のことを思い出してください。マインドワンダリングとはDMNが活性化している状態のことでした。しかし、マインドフル・ウォーキングによって足の裏の感覚に注意を向けると、DMNが適度に抑えられ、CENとSN（セイリエンス・ネットワーク）が活性化します。CENは、明確な目標に向かって意識を集中するときに活性化するもの。そしてSNは、DMNとCENを切り替える機能を持っています。

歩く瞑想は、DMNからCENに切り替える訓練ともいえます。集中が途切れたら歩き、また集中するということが習慣化すれば、「今から集中するぞ」と意識するだけで気持ちを切り替えられるようになるでしょう。

脳の休息のために身体を動かす

「どうも気が散るな」というときに「でも仕事中だから、もっと集中しなきゃ」と気合を入れ直す、という習慣は多くの人が持っていると思います。

しかし、「気が散る」の正体はマインドワンダリングです。つまり問題は、脳にあるのです。そのまま放置せず、きちんと対処することが大切です。

例えば、コーヒーブレイクをとるとリラックスできるのと同じように、「ちょっと一服」ならぬ「ひと歩き」する習慣を、私はおすすめしています。

仕事の効率というのは、1つのタスクに向かい続けると、落ちていくことがわかっています。これも脳の疲労のせいです。例えば、長時間にわたり特殊な課題に取り組ませる検査をすれば、誤答率が上がっていくのです。しかし、少しブレイクをすると、脳の疲れは回復し、効率も戻ります。

ただし、ブレイクといっても、スマホをいじるなど別のタスク（とりわけ多くの情報量を処理するような）をすると、脳は休まりません。仮に自宅のソファで横になっていても、その間に考え事をしていたら、ブレイクとはいえないのです。

「休む」というと「何もしない」ことを想像する人が多いと思います。しかし、脳にとっては「休む」＝「考えない」こと。脳のタスクを減らしてあげるためには、むしろ動いたほうがいいのです。

だからこそ、マインドフルネスです。足の裏の感覚にしっかり注意を向けて歩くことで、考え事が止まり、脳が休まるのです。

どこを歩いてもいいのですが、大きなオフィスビルに勤めている方なら、「階段室」があるかもしれません。執務空間から切り離れているため、人目を気にする必要もなく、歩くことに集中できます。いつでも自分1人のための時間をつくれる、ちょっとした避難場所として使えるのです。そのような場所がない、あるいは歩くのさえ面倒と感じる場合は、デスク下に青竹踏みや足つぼマットなどを設置して、足の裏の感覚に集中するのもいいと思います。

もう1つ、私がおすすめしたいのは、呼吸瞑想です。ここでは、5章で説明する基本の呼吸瞑想よりも簡単な方法を紹介しましょう。

具体的には、「1分間に5回呼吸する」というワークです。「6秒で吸って6秒で吐く」を5回繰り返すと、ちょうど1分になります。効果としては深呼吸と同じですが、呼吸の速さ、深さを直感的につかみやすいのがメリット。また、呼吸瞑想にくらべて、細かいコツがいりません。「6秒で吸って6秒で吐く」を意識するだけで、自然と呼吸は深く、ゆっくりになりますから。

もし5分間の休憩があったとしたら、4分間はお手洗いに行ったり、コーヒーを飲んだり、同僚とおしゃべりしてもいいですが、1分間だけは、呼吸にあててみてはいかがでしょうか。

「ひと歩き」で集中力が高まる

メンタルヘルスのケアのためにも、「ひと歩き」は有効です。

私はかつて産業医として「職場の内側」から支援をし、現在ではオフィスで勤務する人が多く受診する市中のクリニックという「職場の外側」から、企業の社員さんたちをサポートする役割を担っています。どちらの立場においても、ご本人の治療だけでなく、周囲の方たちの理解を得ることへの努力を惜しむべきではないと、常に心に決めて取り組ませていただいています。

時には患者さん本人、それから（患者さんの）直属の上司の方、人事担当者などに、「仕事中に1時間に1度、5分ほどの休憩をとるよう徹底してほしい」とお願いの文書を出すようにしているのも、そのような信念からです。

そこでOKが出たら、5分休憩を利用して階段の上り下りをしてもらいます。それから、ロビーや休憩室に置いてあるソファなどに坐って、2〜3分間の呼吸瞑想をしてもらいます。ポーズをとると人目が気になるようでしたら、ぐったりとソファに沈み込んだままでかまいません。周りを気にせず、ゆっくり自分の呼吸に集中していただきます。

ここでのポイントは、1度歩いてから瞑想することです、先ほど触れた「マイクロバースト現象」によって、ぐっと瞑想が深くなります。

私は時折、ヨガと禅でコラボレーションすることがあるのですが、参加者の皆さんには、ヨガで汗をかいたあと、すぐに坐禅を組んでもらっています。ヨガの最後には必ず「シャバアーサナ」という仰向けでの深いリラクセーションをおこないますが、さらにそのあとに座って坐禅をすることになります。

すると、一度ヨガの比較的アクティブな動きで高めた交感神経から、シャバアーサナによる深い副交感神経への「精神のゆらぎ」が生じ、そのあとの坐禅が、集中の高まったとても良いものとなることを幾度も経験しています。

このように、人間の脳が本来有する「ゆらぎ」と「切り替え」の能力を最大限に引き出すことで、ついさっきまでマインドワンダリングしていた脳内が整理され、「今、この瞬間にやるべきこと」に集中できるようになります。

ひらめきは「足」から生まれる⁉

歩くことが「ひらめき」をもたらすことだってあります。これは、足の裏からの刺激が脳を活性化するためです。作家や音楽家、漫画家のなかにも「アイデアが出ないときには歩くことにしている」という方がたくさんいます。

私も、趣味のバンド活動のために作詞や作曲をしているのですが、歩いている間にメロディが頭に湧いてくることが少なくありません。意識的に曲を書こうとじっと考えていても、なかなか良いメロディは出てこないものです。

人間は、体を動かすことによってひらめくようにできている。私がこれを思い知らされたのは、禅の修行中のことです。臨済宗の禅の修行は「禅問答」を通じて行います。いってみれば「老師」と呼ばれる指導的立場にある禅僧の方から出される謎掛けなのですが、これが難解です。例えば、「何十mもある竿のてっぺんに立って、どう一歩を踏み出すのか」などと聞かれるのです。

はっきりした答えはないのですが、それでも答えをひねり出さないといけない。その答えがどんなときにひらめくかといったら、修行のために必死に動いているときなのです。掃除をしたり、料理をつくったり、托鉢をしたり、老師のお世話をしたりと、修行中の僧侶は常に動き続けていて、静かに考える暇などまったくといってよいほどありません。しかし、その動いている時間のなかで、ぱっとひらめくものがある。禅問答の答えもそうです。

会社のなかでも、同じことが起こるはずです。いいアイデアが思い浮かばないなら、そこで粘らずに、パソコンの前を離れて歩きましょう。逆に、ずっとパソコンの前にいるから行き詰まるのだともいえます。コピーを取りに行ったり、食事のために外に出かけたりと、ちょっとした移動の機会を大切にしてください。

「あまりに忙しいのでパソコンの前で朝買ってきたコンビニのご飯を食べている」という人もいると思いますが、それがかえって創造性や仕事の効率を低下させている可能性があるのです。30分の食事時間を惜しんで間断なく働いても、かえって作業効率が悪くなってしまい、ひらめきを遠ざけているかもしれないということです。

忙しいときほど公園でゆっくり食事をとるなど、休むことに集中したほうが、あとの仕事もはかどるというものです。

電車のなかでできる脳の休息法

押しつぶされそうな満員電車も、つり革につかまったり、ドアにもたれかかったりするスペースさえあれば、立派な瞑想タイムになります。それが「つり革瞑想」です。

満員電車がつらいのは、身動きがとれない閉塞《へいそく》状態に身体を押し込められ、逃げることができないから。しかし意識は自由自在に飛び回ることができます。48ページで紹介した呼吸法を1駅分おこなったら、20〜30秒、車内や車窓を観察します。それから目を閉じてしばらくの間、今まで見ていた光景を心のなかでなるべく詳細に思い浮かべ、再現するようにします。ひとしきりイメージできたら、今度はそれらのイメージをいったんすべて手放します。そして想像のなかで、車窓をすり抜け、広い外の空間にふわふわ浮かんでいく自分をイメージしてみます。しばらくそんな心の世界を楽しんだら、最後に再びもとの車内に意識を戻し、先ほどの車内や車窓の景色を心のなかで再現します。そしてゆっくりと目を開けましょう。心を解放してみるとどのような体験となるか、ぜひご自身で感じていただければ幸いです。

つり革瞑想は、自分を客観視する能力を養うものでもあります。トラブルが起きても振り回されることなく、冷静に対処できるようになるのです。

「ながら」では幸福感が低下する

目の前のことに集中できるようになれば、仕事の効率もアップするでしょうし、気持ちの切り替えだって上手になります。

それだけでなく、**「今、この瞬間に集中するほど、人は幸せになる」**といったら、驚かれるでしょうか。しかしこれも、科学的に証明されていることです。

2010年にアメリカでおこなわれたある実験において、数千人を対象に「今、何をしていますか？」と尋ねました。例えば「レストランでコース料理を食べています」と答えたとします。続けて「それをしている間、あなたは何を考えていましたか？」と尋ねると、「食べることを考えていた」と答えた人が意外にも多くありませんでした。食事に集中せず、マインドワンダリングの状態にあったということです。

次に被験者が答えた心の状態を、4つに分類して解析しました。

①嫌なことを考えながら何かをしているとき

②好きでも嫌いでもないことを考えながら何かをしているとき

③楽しいことを考えながら何かをしているとき

④おこなっている行為に集中しているとき

そしてそれぞれの幸福度の平均値を算出したところ、④の「おこなっている行為に集中しているとき」が最も幸福度が高かったのです。逆にいえば、「心ここにあらず」の状態で過ごすことが、どれだけ人の幸福感を損ねているか、ということです。

以前、「世界一幸せな国」としてブータンが話題になりました。2005年には「国民の97％が『私は幸せだ』と答える」とされていました。2013年に発表された「世界幸福度ランキング」では欧米諸国に次ぐ第8位と、発展途上国では最高の幸福度だとして注目が集まりました。

しかし、そんなブータンも、状況が変化しつつあるという話があります。私は2015年に仏教の歴史を有する国を巡る旅に参加させていただき、かつてから念願だったブータンを訪れたのですが、わずか10年の間に目覚ましい発展を遂げていたブータンでは、すでに多くの国民がスマホを持つようになっていました。それまで「自然と自分」というダイレクトな関わりのなかで幸せを感じていたブータン人ですが、スマホを通じて世界に目が開かれたのです。

2019年に発表された世界幸福度ランキングでは、ブータンの幸福度は95位にまで下がってしまいました。彼らの生活は確かに豊かになりましたが、同時にマルチタスク化がはじまり、情報過多の社会になっていることが影響したのではないかと考えられています。「情報過多が幸せを奪う」という現象は、ブータンという美しい国にも生じていることを残念に思いますが、だからこそ今後私たちが「どのように情報と付き合っていくか」が重要であると気づかせてくれているようにも思うのです。

自分の感情変化に気づけない人が増えている

マインドワンダリングをそのままにしておくと、脳に疲れがたまり、集中力や判断力、注意力が落ちていきます。仕事中に、「頭の回転が遅くなってるな」と感じたら要注意です。

しかし怖いのは、最近、精神的な自覚症状をもって診察にくる人が減っていることです。あくまで私の実感ですが、これには世代の違いもありそうです。**40〜50代の人は、まだ比較的自覚症状を報告してくださるのですが、20〜30代の若い世代の人たちに、自分が落ち込んでいることに気づかない人が増加しているように感じています。**

また、まれに「若年性アルツハイマーじゃないか？」と心配して来院される方がいるのですが、実際には**「失感情症（アレキシサイミア）」**である可能性があります。

アレキシサイミアとは、自分の感情変化に気がつかないという心理特性のことです。

人間には本来セルフ・アウェアネスといって、自分の感情変化を感じる能力が備わっているのですが、これが十分に育っていない人が若い世代に多いように感じるのです。

これも「情報過多」の影響が大きいと考えざるを得ません。外からの情報を遮断した静かな空間にいれば、自然と自分の内部に意識が向かいます。しかし、**これだけ街中に音や文字情報があふれていたら、自分のなかから湧き起こるありのままの感情に気づくことができないのです。**

アレキシサイミア傾向の強い今の世代は、いわゆる「仮面うつ病」になる可能性も高いと考えられます。これは落ち込んだり、意欲が出なかったりするという気分の異常よりも、倦怠感や頭痛・肩こりといった身体的症状が顕著に見られるうつ病のことをいいます。

従来のうつ病は、誰から見ても「元気がない」とわかるのです。しかし若い世代のうつ病の患者さんには、はた目にはそうした気分の落ち込みがわからないケースが少なくないのです。それだけでなく、カッカして不機嫌になる、声を荒げる、食べすぎる、やけ食いする、夜寝なくなるといった非典型的な症状が現れる人も多くなっています。いわゆる「新型うつ」がこれに相当し、近年都市部のクリニックでは、外来で見かけるうつ状態の多くが、この「新型うつ」という状況になっているという臨床家からの指摘もあるそうです。

さらに深刻なことに、このアレキシサイミアは「過労死」とも無縁ではありません。希死念慮《きしねんりょ》を抱えるほどに自分を追い込んで働き続けた人に対して、「そうなる前に助けを求めたらいいのに」というのは健康な人の発想。それができないのが現代人の傾向かもしれません。社会的にも、感情を抑えてくれる人のほうが付き合いやすいと評価されますから、職場でもアレキシサイミアの傾向が高い人は「あの人は大丈夫そうだな」とはスルーされてしまいます。そのうちに業務遂行能力が低下していき、それを苦に自殺をしてしまうという大変悲しいケースも後を絶ちません。

彼らは最後まで、自分が疲れているとは認めない傾向があります。「私、疲れてるかも」と気がつくのは、心のエネルギーが残りほんのわずかとなってから、といった印象があります。

そんな彼らの、風前のともしびとなった命から発せられる、声にならないSOSが、心ある誰かに届くか否か。それこそが治療や支援につながって、やがてリカバーしていけるかを決める大きな分かれ道となります。**自分の心の疲れや苦しみに気づくこと**

もさることながら、他者の苦しみに気づく能力を携えた人が少しでも多くなることで救われる命が、現代においてはかり知れぬほど多いに違いないのです。

つらさに気づくことが第一歩

大切なのは、「自分の脳は疲れているかも」と気づくことです。そのまま放置していくと、アレキシサイミアのようになってしまう危険性があります。

自分は大丈夫だ、関係ない、と安心している人が、かえって危ないのです。クリニックにやってくるのも、「自分は心療内科にかかる必要なんかないのに」と思っている人が少なくありません。脳外科に行っても内科に行っても、頭の重さや胸のドキドキの原因がわからず、心電図検査でも脳のMRIでも異常がなかった、と納得がいかない表情をされています。もちろん、心身ともに本当に問題がなければ、それに越したことはありません。でも私は、いくつかの質問をすることにしています。

- 「昔より集中力が落ちた」と感じることはありませんか？
- 仕事をしていて、信じられないようなミスをすることはありませんか？

・「たっぷり眠っているのに疲れがとれない」と感じることはありますか？

そんな状態が数週間も続いたり、やけ食いや、休日なのに楽しくない、といった症状が出てくると、うつ病の診断がつく可能性が高くなってきます。うつまではいかなくても、いくつかの質問でイエスと答えた人には、「それは全部脳の疲労からきている可能性があるんですよ」と説明すると、やっと納得してくれます。

私の治療は、そこからはじまります。「自分は脳が疲れているんだ」という気づきがないと、それを治そうというモチベーションも湧いてこないからです。それに、この気づきがあるだけで、症状が軽くなっていきます。

「念起こらば即《すなわ》ち覚《かく》せよ、之を覚せば即ち失す、久々に縁を忘じ、自ら一片とならん、これ坐禅の要術なり」――これは、曹洞宗の日本における開祖であり、後世、わが国の禅思想を確立したといわれる道元禅師の教えです。

この「念」という部分を、「つらい」「苦しい」「疲れている」といったネガティブな思考や感情に見立てて解釈してみます。「そういう気持ちを自分が持っている、ということに気づきなさい。それだけで、だんだん和らいでいくから」――それは、脳の疲労においても、まったく同じだということです。

［2章］

歩けば、心が調っていく

心が狭くなると、視野も狭くなる

情報過多の渦のなかで、「心ここにあらず」の状態にあると、心身のエネルギーをどんどん消耗していきます。「今、この瞬間」ではなく、不安や悩みをあれこれ考えるばかりで心がいっぱいになり、物事をありのままに眺めることも難しくなります。

これが、いわゆる「**視野が狭くなっている**」**状態**です。メンタルブロック（思い込み、抑止・制止する思考）が邪魔をして、自分が置かれた状況を客観的に眺めることができず、偏った考え方で他人を傷つけてしまうこともあります。

実は、文字通り視野が狭くなる病気があることをご存じでしょうか。

それは、過剰なストレスが原因で起こる「管状視野狭窄《かんじょうしやきょうさく》」というもの。中枢神経系のバランスに異常が起き、まるで円筒を覗き込んでいるかのように視野が狭くなります。ストレスを自覚しにくい人や、ため込んでしまいやすい人によく見られる症状ですが、一見すると健康でも、

「仕事のことがいつも頭から離れない」

のかもしれません。

「他人の意見なんて、聞くだけムダ」

という人は、本当に視野が狭くなり、小さな世界、自分だけの世界に囚われているのかもしれません。

認知心理学の用語では、自分を客観視する能力を**「メタ認知」**といいます。自分がどんな状況に置かれているか、正確に認識するには欠かせないものです。トラブルが生じたときも、メタ認知がなければ、ベストな選択にたどりつけないまま、やみくもに振り回されてしまうことでしょう。

マインドフル・ウォーキングは、こうした囚われから抜け出すためのエクササイズでもあります。足の裏の感覚に注意資源を使い切れば、脳を休ませることができるし、メンタルブロックが外れ、物事をありのままに眺められるようになります。**「こうでなければいけない」というこだわり、思い込みからも解放されて、自由に生きられるようになる。**続けているうちに、自分でも気づいていなかった思いや感情が、あふれるように出てきます。

この「物事をありのままに見る」という感覚をつかめる、面白い実験があります。1人では難しいので、友人や家族を相手に、試してみてください。

まず、目をつぶって、足のつま先の感覚に注意を向ける。

そのまま目を開き、例えば「チューリップ」という文字を読む。

ふつうなら、そのとき花壇でチューリップの花が咲き誇っている様子が心のなかに浮かぶのではないでしょうか。あるいは童謡「チューリップ」のメロディが流れてくるという人もいるかもしれません。

ところが、足のつま先に注意を向けていると、ただ「チューリップ」という文字が目に映るだけ。実はこれが、「ありのままに物事を見ている状態」なのです。

管状視野狭窄の患者さんにも、「屋外の広々とした場所を歩いてください」とすすめることがあります。

ふだんは自分のデスクの上しか見ていない人も、野原で散歩したり、遠くの水平線を見たりと、360度開けた世界に身を置いてみていただいたところ、だんだんと視野狭窄が改善したという経験もあります。

おそらく、多くの読者の皆さんは視野狭窄とまではいかないでしょうし、不安や悩みごとがあるとはいえ、おおむね健康的な暮らしをされていることでしょう。

それでも、**ふと「心が狭くなっているな」「自分の視点に囚われているな」と感じ**

たら、部屋に閉じこもって考え込む前に、外の世界を歩いてみてください。広々とした空を見上げて、自分という存在がどれだけちっぽけかに気づくだけでも、メンタルブロックはゆるめられていきます。

すると、ありのままの世界、ありままの自分を、眺められるようになる。何事にも囚われず、健やかに生きられるようになるのです。

ところで序章で、私は「マインドフルネスのルーツは禅にある」と述べました。

お釈迦さまが、悟りを開いて最初にしたとされる説法のなかに、「八正道《はっしょうどう》」という教えがあります。これは人間に正しい生き方を教えるための8つの方法のことです。

正しく見る（正見《しょうけん》）、正しく考える（正思《しょうし》）、正しく語る（正語《しょうご》）、正しく行動する（正業《しょうごう》）、正しく生活する（正命《しょうみょう》）、正しく努力する（正精進《しょうしょうじん》）、正しく意識する（正念《しょうねん》）、正しく心を調える（正定《しょうじょう》）。

マインドフルネスは、このうちの7番目に当たる「正念」を英語で表現したものです。偏見や思い込みに影響されることなく、体験をあるがままに受容する心を説いた言葉です。お釈迦さまも、物事をありのままに観察する大切さを、遠い昔に説いていたのです。

仏教が説く「白黒はっきりつけない」生き方

歩くとメンタルブロックが外れて、物事を俯瞰《ふかん》できるようになっていきます。簡単にいうと、**自由に生きられるようになる**、ということです。歩いているうちに、いつしか「こうあるべき」という縛りからも抜け出せるからです。

23ページで「意図的に、今この瞬間の体験に、評価や価値判断をせずに、注意を払うこと」というマインドフルネスの定義を紹介しました。

これは仏教でいう「**無分別**《むふんべつ》」の考えに当たります。

私たち社会人は、通常「分別があること」が良いとされる世界を生きています。ところが仏教は、「あの人は良い人でこの人は悪い人」といった分別をやめることを説いているのです。これを「無分別智」といいます。

「あの人は悪い人」とレッテルを貼った時点で、その人が実は持っているかもしれない良い部分はすべてマスクされ、二度とその人の素晴らしさに気づくことはできなくなってしまいます。分別を捨てることで、「〜しなければならない」「〜するべきだ」といった「べき思考」から解放され、物事をありのままに見ることができるのです。

今、多くの人が「善か悪か、白か黒か」といった「ゼロ100思考」に囚われ、苦しんでいます。これは、分別がつきすぎている状態だといえます。

私が講演や講義をしていても「それって要するに、いいんですか、悪いんですか?」と質問をしてこられる方が少なくありません。わかりやすい落としどころがないと、不安でたまらなくなるのです。

白黒はっきりつける思想は西洋に由来するものですが、行きすぎると人間は逃げ場を失い、メンタルブロックが強化されていく一方です。現実には、ゼロか100かではなく、23だとか71だとか、その間で暮らすのがふつうです。人間関係だって、ゼロか100かで割り切れるものではありません。「あの人の、ここは好きだけど、あそこは好きになれない。でも仲良く付き合ってこれている」といった白黒はっきりつけない生き方のほうが、自然ではないでしょうか。

時として薬物療法に匹敵する心理療法の代表格、「認知行動療法」においても、無分別は注目されている概念です。

日本人は本来、無分別に生きる感性を持っているように思います。欧米の人には「日本人は曖昧《あいまい》だ、ファジーだ」と非難されることもあります。確かに「察する」「遠慮する」「ほどほどに」といった日本語からして、海外の人にはわかりにくいものでしょう。またグローバル化の時代だからと、日本人自ら「だから自分たち日本人はダメなんだ」と反省したりもする。

しかし決して、曖昧は悪いものではないのです。日本人はきっと、根底のところでは無分別の居心地のよさを理解しているはず。マインドフル・ウォーキングは、こうした日本の文化とも、とても相性がいいものだと、私は考えています。

無分別というと、いかにも抹香《まっこう》くさい話に聞こえるかもしれません。ですが実際は無分別であることは、私たちの実生活においても、大きな助けになってくれます。

例えば、**無分別は人間の創造力を高めてくれます**。人間の深層心理には、無数のアイデアが渦巻いているのですが、それが意識にのぼらないよう、ふだんは分別によって「これはいい、これは悪い」と検閲され取捨選択されています。この検閲が少しでもゆるめられたら、どうなるでしょう。これまでは思いつかなかった新しいアイデアが、湧いて出てくるようになるかもしれません。

無分別はまた、人間関係を円滑にするものでもあります。ここでのポイントは「寛容さ」です。というのは、無分別の考え方は、自分と他人の境界を曖昧にするものだからです。つまり、「私とあなた」の境が消えてしまう。すると、自分と他人を比較することもなくなります。

悩みを抱える人の多くは、「失敗してはいけない。優れた人間でいなければならない」と思い込んでいます。でも、無分別であれば、「みんなができないことを、私ができなくてもしょうがないな」と気楽に考えることができます。

逆に、他人の失敗が我慢ならない、という人もいるでしょう。そういう人も「自分にも失敗はよくあるし、あの人ができなくてもしょうがないな」と思えるようになるのではないでしょうか。

自分も他人も同じ人間。完璧を求めても仕方がない。そんな寛容さがあれば、人間関係もおのずから円滑になってゆくでしょう。

歩けば歩くほど、心がオープンになる

マインドフルネスを実践していると、次第に他人に流されることもなくなっていきます。流されないといっても、頑《かたく》なで、人の意見に耳を傾けない、ということではありません。むしろ、歩けば歩くほどに心根がオープンな人になっていくのが、面白いところです。

私にも印象深い経験があります。ちょうど3年半の禅の修行から帰ってきて、マインドフルネスという言葉を知り、生活のなかで歩く瞑想を実践していた頃のことです。学生時代の旧友たちに会食に誘われ、横浜駅そばの雑踏のなかを急いでいました。あせってはいけないと思って、スピードはそのままに、呼吸と足の運びのリズムを合わせていました。5章で紹介するマインドフル・ウォーキング応用編の要領です。

すると突然、T字路から自転車が飛び出してきました。「ぶつかる!」そう考える間もなく、自然と身体が動き、なんとか避けることができました。「こう避けよう」などと思う前に、とっさに飛びのいた自分の身体の反応に驚きました。

それだけではありません。

ふつうだったら、「こんなに人通りの多いところを、自転車であんなにとばして走るなんて！」と怒りが湧くところでしょう。でも、そのときの私は怒るどころか、「大丈夫？」と声をかける余裕すらありました。相手の中学生がびっくりしていたぐらいです。


私が何をいいたいかというと、こういうことです。

歩く瞑想により、脳はだんだんとフォーカスト・アテンション（集中）からオープン・モニタリング（洞察）の状態に切り替わり、周囲の情報がキャッチできる状態になります。

これはブッダの伝えた「ヴィパッサナー瞑想」に近いもので、周りの環境におだやかな注意を向けつつ、自分の心を調えられるのです。簡単にいえば、**世界に対して十分に開かれていながら、心は安寧であるという状態**です。

この本の冒頭で、現代が情報過多の社会であり、それが脳のマインドワンダリングを招いているという事実をご説明しました。そしてマインドフル・ウォーキングはマインドワンダリングを止め、脳を休ませる最高の方法である、とも。

情報化社会はこれからも加速し続け、多くの人が当たり前のようにSNSを活用する時代です。時には心ない他者の言葉に落ち込むこともあるでしょう。かといって引きこもって暮らすわけにはいかないのが現実です。そんなとき、外の世界に心が開かれていながらもおだやかな、心のありようが大切になってくるのです。

苦手な人と、ちょうどよい距離感で関わるヒント

「流されない人」と言い方をよく聞きますが、具体的にはどんな人のことをいうのでしょう。

私は「心の幹がある（心幹）」という言い方をします。いわば「心のアンカー」です（心理学でいう「アンカリング」とは別物です）。呼吸や足の感覚にアンカー（錨《いかり》）を下ろしている。港に停泊している舟のようなものです。ゆらゆら波に揺られていても、アンカーで固定されているので、流されていく心配はありません。安心感から、揺られる感覚を楽しむ余裕もあります。

ここでいうアンカーが、マインドフルネスです。**足の裏や呼吸の感覚に錨を下ろしていれば、例えば苦手な人の話を聞いているときも、引きずられることがありません。**「それはつらかったですね」などと相手の気持ちに寄り添いながらも、自分の心は感情的に揺れることがありません。

このコツをつかめると、人の話をしっかりと聞きながらも、過度に影響されることなく、他者とおだやかに関わることができるようになります。

そこで**「マインドフル・リスニング」**を紹介しましょう。

私たちはふだん、相手の話を聞いているようで、ほとんど上の空ということが少なくありません。ここではあえて、相手の話を一生懸命聞いてみます。

相手がどんな気持ちで話をしているのか推測し、短い言葉に「サマライズ（要約）」します。例えば、相手が2〜3分話したら、20秒ぐらいでまとめられないかと意識しながら聞きます。すると「話の要点はどこかな？」と情報収集しますよね。相手はどんなふうにつらいのかな、何を伝えたがっているのかな。そう思うと、相手の話に集中していけます。そのあとで「なるほど、こんな理由でつらい思いをしたんですね」と要約してあげると、相手も「自分の話をちゃんと聞いてくれたんだ」と安心して、口調も心もおだやかになっていきます。

情報収集のつもりで話の内容に集中して聞いているので、心を揺さぶられることがありません。話がネガティブでも「今、つらい状況なんだな」と冷静に受け止められます。「この人はまたネガティブなことをいい出した」「私の気分を害するに違いない」といった、メンタルブロックによる決めつけを手放すことができるのです。

脳を疲れさせない「聞き方」

人の話を真剣に聞く。意外にも、これが「他人に流されない」ためのコツなのです。

当然、人間関係もよくなります。

「でも、人の話なんて聞きたくない」という、心に余裕の持てない人も少なくないはずです。それはおそらく、

「人の話を聞くという行為は、相手のためにするもので、自分は我慢しなければならない」

「自分の貴重な時間とエネルギーを、どうして他人のために使わないといけないんだ」

と考えているからでしょう。でも、実際はその逆。**マインドフル・リスニングは話を聞く側、つまり私たち自身のためにも大切**なのです。

なにしろ、人の言葉にいちいちイライラすることがなくなりますし、相手にも信頼してもらえる。何より、相手の話に感情が揺さぶられないのですから、脳が疲れずにすみます。その効果は、臨床心理学やカウンセリング、コーチング、コンサルティングなどの分野でもよく知られているところです。「傾聴」や「アクティブ・リスニング」とも共通性の高い話の聞き方といえるでしょう。

私がクリニックで患者さんのお話を聞くときも、マインドフル・リスニングにずいぶんと助けられています。患者さんはそれぞれに、「自分はこんなにつらくて、こんなに悩んでいる」というお話をされ、時には激しく泣き出してしまうこともあります。1日に何十人という患者さんの話を自分のことのように受け止め、その感情に流されてしまっては、とても身が持ちません。

かつての私は、「この人はこんな症状があるから、これぐらいのグレードの抗うつ薬をこれくらいの量で処方しよう」と、薬の話に置き換えることで脳にバリアを張っていました。そうしないと、引き込まれてしまうからです。診察が終わっても気持ちを切り替えられず、次の患者さんの話を聞いているときも、上の空になってしまいます。「先生、わかってくれてますか?」と呼びかけられて、ハッと我に返ったことが何度もありました。

でも、今は違います。

今、患者さんを前に考えるのは、「この人のためにできることはなんだろう」ということだけです。それは、禅の修行とともにマインドフルネスに触れたから、できるようになったことだと思っています。何十人という患者さんのお話を聞いても心は揺れませんし、疲れも昔ほど感じません。患者さんの話をしっかりと聞いて、サマライズしてさしあげて、「本当につらかったですね」と返したときに、患者さんの表情がふっと和らぐ。その瞬間を本当にうれしく思います。

時には、患者さんにキツイことをいわれることもあります。そのときも、

「どうしてそんなひどいことを僕にいうのだろう?」

ではなく、患者さんのつらい気持ちにフォーカスし、

「この人はどういう気持ちでこういうことをいうのだろう?」

と推測しながら聞けるようになりました。昔は「僕の何が悪いんだ！」という不満ばかり。実際に私が治療方針などでミスをしていたとしても、「そのくらい何だっていうんだ、せっかく全力で治療してるのに！」という、奢《おご》った気持ちがありました。そうやって必死に自分の心を守ろうとしていたのです。でも今は、

「こちらのミスであり、申し訳ないことだ。しかし、こんなにも重大なことのように怒るのは、きっと心に余裕がないのだろう」

「この人自身、誰かに責められ続けているせいで、人のミスを見逃せないのかもしれない」

こんなふうに、余裕をもって考えられるようになりました。

良いことは続いていきます。私がおだやかになるほど、患者さんも次第におおらかになっていき、昔ほどキツイことをいわれなくなったように思います。言い方を変えれば、以前の私の急いた診療の様子が、患者さんの心にも大きなあせりや憤《いきどお》りを生んでいたことは、想像に難《かた》くありません。

相手のことを尊重し、話を真剣に聞けば聞くほど、相手の接し方も優しいものに変わります。自分から与えた優しさは、また自分に戻ってくるのです。

「マインドフル・リスニングは話を聞く側、つまりあなた自身のためにある」とは、そういうことです。まるで、仏教でいう「因果応報」そのものです。

ちょっとのことでは動じない人になる

時にはマインドフル・リスニングどころではない「不意打ち」もあるでしょう。お客さんからのクレーム、親に反抗する子ども、上司の怒り。そんなときでも、できるだけプラスになる情報を収集するよう、意識してみましょう。

そのとき働くのが、脳内のＳＮ（セイリエンス・ネットワーク）です。

すでに触れたように、マインドフル・ウォーキングは、ＤＭＮ（デフォルト・モード・ネットワーク）の働きを抑え、ＳＮとＣＥＮ（セントラル・エグゼクティブ・ネットワーク）を活性化するものですから、科学的にも**「歩けば不意打ちにも強くなる」**と説明がつきます。ＳＮの主たる働きの１つとして、体内の感覚や外部からの刺激による感覚のなかから、適切な行動をとるために最も関連性の高い感覚を選択する機能が想定されています。簡単にいうと**「気づき」を促す能力**をつかさどっています。

「カクテルパーティ効果」をご存じでしょうか。騒がしい立食パーティでも目の前にいる人の話だけはしっかり聞き取れる、という現象を指します。すべての音を耳に入れていたらうるさくて話をするどころではありません。そんなときに、人間の脳が持つ「選択的注意」という機能が発動し、話し相手の声のみを聞き分けるのです。

同じことを、対人関係にも応用できます。「上司が怒っている」という状況からもプラスの情報を引き出せるのではないかということです。

「上司が怒っている」のは事実でも、上司の言葉のなかには、怒りの感情以外にも「ここはこうしてほしい」「この点はよかった」といった建設的な意見も含まれているはずです。

自分の感情が揺さぶられると、「上司が怒っている」事実に気を取られてしまうのですが、SNがきちんと働いていれば、「怒りはさておいて、今後役立つものがあるかもしれないから、聞いてみよう」とできるわけです。会議で厳しく反論されても、耳をふさぐのではなく、「一理あるんじゃないか」と、冷静に受け止められるようになります。

「～すべき」から「やりたいからやる」自分へ

「他人やとっさの状況に流されず、自信を持って自分がやりたいと思うことをやろう」なんていわれると「それってどんな気分なんだろう」と思いませんか？

しかし、難しいことではありません。

それは「子どもの頃の気分」なのです。**楽しいからやる、お腹が空いたから食べる。眠いから寝る。**そんな感覚です。

マインドフルネスには「意図的に、今この瞬間の体験に、評価や価値判断をせずに、注意を払うこと」という定義がありましたね。これは子どもの生き方そのものです。

子どもは価値判断の材料となる情報を持っていない、まっさらな状態ですから、ありのままの、無分別の世界を生きています。余談ですが、そんな子ども時代を過ごすことすら大人たちから許されず、幼い頃から分別をつけて生きるしかないなかで成長し、大人になった人たちもいます。そうした人たちの多くが、いわゆる「アダルトチルドレン」に相当すると考えられます。

もっとも、大人になれば自然と分別がつき、「子どものように」などといってはいられなくなります。私も「子どものままでいればいい」などというつもりはありません。

しかしマインドフルネスがあれば、一時、子どもの頃に戻れる。「楽しいからやる」という原点に立ち返れるのです。これほどのリフレッシュはほかにないと思います。

しかも、いつでもできるというところが素晴らしいのです。

大人が、例えば「夏休みに思い切り遊んで、一時童心に帰れた」としても、せいぜい1年に数日ぐらいで、日常に帰ることになります。でも、マインドフルネスがあれば、1年中、いつでも生き生きした子どもの頃の心の在り方に立ち返ることができます。

こうした原点回帰の時間が、大人にありがちなメンタルブロックを壊してくれます。「〜すべき」という思い込みを捨て、自分らしく生きられるようになります。

原点回帰ができない大人は大変です。私の患者さんのなかにも、「大企業で部長をやっていた私が」という前置きなしでは話ができない人がいます。こういう人は、容易には子どもの心に戻れません。退職後に肩書がなくなったことに気づき、うつうつとした気持ちに苛《さいな》まれるようになってしまうのも、こんな人たちが多いように感じます。

睡眠の質を高める「ボディスキャン瞑想」

私が精神科医として勤務しているクリニックは、「睡眠障害」を1つの専門にしています。「睡眠の質がマインドフルネスでよくなる」というエビデンスは、数え上げたらきりがありません。

代表的な論文の1つとして、2014年に欧米の睡眠研究専門紙に掲載された研究では、慢性的な不眠症を抱えた54人の被検者を対象に、8週間のマインドフルネス瞑想トレーニングをおこなうグループと、同じ期間に睡眠を自己記録するグループに分けました。するとマインドフルネス瞑想に取り組んだグループのほうが、他のグループに比べ、睡眠の質、睡眠導入の速さ、そして中途覚醒の少なさのすべてにおいて、顕著に改善することが確認されたのです。

このようにマインドフルネスが睡眠障害の改善に寄与することから、睡眠障害にも脳の疲れが関係している可能性が示唆されるでしょう。近年、睡眠医学への注目度が高まっていることも相まって、自ら睡眠の質を改善する取り組みとして、マインドフルネスに興味を持つ方が大変増えています。

マインドフル・ウォーキングで脳の疲れをとるだけでも効果的ですが、「やっているうちに眠くなる」ボディスキャン瞑想を紹介しましょう。

ボディスキャンは、寝た姿勢でおこない、頭のてっぺんからつま先まで、全身を深く休ませる瞑想です。手順は次の通りです（時間はあくまで目安です）。

①仰向けに寝て、少しの間、呼吸瞑想（171ページ）をおこないます（1分間）。

②両足のつま先に注意を向け、そこで生じるすべての感覚をあるがままに観察します。つま先に何も感じない場合は、何も感じていないつま先に、ただ注意を向けるようにします（30秒）。

③一度大きく深呼吸をして、つま先への意識をリセットし、両膝の感覚に注意を向けます（30秒）。

④同じ要領で、深呼吸で切り替えながら、骨盤部、お腹、胸、肩、首、顔、頭と注意

の対象を移していきます（各部位30秒）。
⑤最後に、全身の感覚に同時に注意を向けます（30秒）。
⑥最初と同じように、少しの間、呼吸瞑想をおこなってから、瞑想を終えます（1分間）。

ボディスキャン中に眠くなったら、そのまま眠ってしまっても結構です。

睡眠改善のために、もう1つ大切なのは、「完璧な睡眠にこだわらない」ことです。睡眠医学が発展し、睡眠管理のアプリも登場したことで、「理想の睡眠」を追求しやすくなっています。しかしそのために「理想の睡眠でないとダメ」と、自分を追い詰めている人もいるのです。これでは逆効果です。

またマインドフルネスをしたからといって、理想の睡眠に近づくとは限りません。マインドフルネスの本当の効果は、「完璧な睡眠にこだわらなくてもいいんだ」「夜に何回か起きても大きな問題ではない」というふうに、睡眠に関する「こだわり」を手放していくこと。これもまた「メンタルブロックを壊す」効果があります。

戦わない、計算しないことの大切さ

誰しも、「この人はとても相手にできないな」と思うような強烈な人物が、周囲に1人や2人はいるものです。「サイコパス」（良心や罪悪感のない人）は、その典型なのではないでしょうか。こうした人たちの話をまともに聞いていたら、ネガティブな想念が浮かんできて、精神科医の私でも心が苦しくなることがあります。

ましてや一般の人が対処するのは、とても大変なことだと思います。しかし、面と向かってこちらの人格を否定するようなことをいってくるこうした人から、逃げようにも逃げられない、という場面もあるかもしれません。

そういうときに肝心なのは、**「自分の意見を挟まないこと」**です。会話は相づちのみに徹します。真面目に相手をするのは諦めて、ただ話を前に進めるためだけに、「はい、はい」と相づちを打ちましょう。ひたすら相手の言い分を聞いて、「この人は、自分を批判したいんだな」と心のなかで要約しましょう。

「あなたは批判したいんですね」などと口に出すのは、得策ではありません。「怒っているけど、自分にプラスになることも話している上司」などと違い、ただ自分を批判したいだけの相手ならば、関わりを持っても苦しくなるだけです。

もし、共感できる要素や、自分のプラスになる情報を引き出せる可能性がないならば、その人からは離れてもいいのではないか。本当に問題がある人を前にしたら、そういう選択もある、ということです。相手よりもまず、自分のことを思いやりましょう。


嫉妬《しっと》する・されるという関係にも、同じことがいえます。嫉妬をするタイプの人は、結局のところ、何をどこまで手に入れても、心が満たされることがありません。だからいつまでも嫉妬してしまうんですね。

何がいいたいかというと、**嫉妬されるのを防ぐ完璧な方法はない**、ということです。

それで嫉妬される側が困るかというと、そんなことはありません。自分が置かれている境遇を慈しみ、幸せだと思えるなら、それ以上求めるものはないのです。多くの人に憧れられ、時に嫉妬される職業ともいえる芸能人の方たちは、皆さんそうかもしれません。**「人にどう見られようと、今、私はこれが幸せである」**と思えたら、他人のことは気にならなくなります。幸せに生きたいと願うなら、相手を嫉妬させない術を考えるより、今ある状況をそのまま楽しむことに尽きます。

そして、そんなふうに、あっけらかんと状況を楽しんでいる人は、やがて文句もいわれなくなっていきます。相手もだんだんと、嫉妬するのがバカらしくなってくるのです。コソコソしていると、かえって嫉妬を煽《あお》ります。

「あれこれ考えずにバカになれ」といっているように聞こえるかもしれませんが、実はその通りです。あの良寛《りょうかん》さんの正式な僧名も「大愚《だいぐ》良寛」といいます。

私もよく、禅の修行中にいわれました。ほかにも弟子はたくさんいるのに、老師や先輩たちはとりわけ私には何度も「バカになれ！」と叱りつけたものです。

そして老師はこうおっしゃいました。医者で、30過ぎの年齢で、まわりの若い弟子たちに比べると、世の中を見た気になっている、お前こそバカにならなきゃいけない。

天狗《てんぐ》になっている気はなかったつもりですが、私が「こうしたほうが時間をセーブできるかもしれないな」などと思案して動いていることが、何十年も禅の修行を続けてこられた老師にはお見通しだったのです。料理をするときも、煮え加減はどうだ、塩加減はどうだと、医者時代には包丁を持ったこともない私は、本を読みながら悪戦苦闘していました。しかし思うようにならない。そんなとき、老師は「とにかくお前は1回バカになれ！」といいました。

老師は「計算するな、考えるな」と伝えたかったのだと、今になってわかるのです。一生懸命つくっても「辛い！」といわれたら、辛すぎたんだな、と学べばいい。そのときそのときにできることをやればいい。先回りして石橋を叩くようなことをしてはいけない。

以来、私は考え方をガラリと変えて、とにかく汗水垂らして、バカになるようになりました。同期の修行仲間に「君はあまりにもバカになりすぎだ」と呆れられるほどに……。今思えばあのとき、開き直ったところから、私のマインドフルネスが芽生えたのかもしれません。

私が修行させていただいた建長寺の専門道場では、12月になると大晦日の少し前、夜から明け方まで、皆ふんどし1枚に長靴だけ履いて、餅つきをするのが決まりでした。寒空の下、素っ裸で餅つきなんて、バカにならないとできません。でも、誰1人として風邪すらひきません。翌日は昼までぐっすり寝て、起きたらお餅をお腹いっぱい食べる。それですっかり元気になるのです。

バカになるのも、とっても大事なのです。

あえてムダな時間を過ごす「逆タイパ」のすごい効果

効率がいいことが推奨され、「タイパ（タイムパフォーマンス）」という言葉も生まれている昨今です。

より少ない時間で、より多くの効果を上げよう、最短時間・最短距離でゴールに向かおうというわけですが、残念ながら**タイパは脳の疲れを加速させる一因にもなると**私は考えます。マインドフルネスの立場からは、むしろ「逆タイパ」をおすすめしたいと思います。つまり「どれだけ遠回りできたか」で1日の充実度をはかるのです。

おそらく、企業が生産性重視の方針を変えない限り、タイパという概念がなくなることはないでしょう。職場で1人効率主義から逆行したら、リストラされてしまいます。しかし、個人がプライベートにおいて逆タイパを実践するのであれば、誰に文句をいわれることもありません。

実のところ、すでに多くの人が逆タイパに意識が向かっているのかもしれないと、私は思うことがあります。例えば、サウナブームはその表れではないでしょうか。イメージに反して、サウナにさほどダイエット効果はありませんし、むしろ私のようなおじさん世代は、サウナ後のビールでかえって太ってしまうかもしれません（笑）。しかしZ世代の若い人たちはサウナに行くこと自体を目的にしています。熱いサウナに耐えて、水風呂で体を冷やし、その後やってくる「ととのい」の時間を味わっている。効率性とも生産性とも無縁な行為ですが、だからこそいいのだと、若者たちはすでに気づいているように、私には見えるのです。

これは、世界的な潮流だと思います。オランダでは「ニクセン」というリラックス法が誕生しました。これは「あえて何もしない」という意味です。瞑想でもなく、ただ単にボーッとするだけ。サウナも、ニクセンに近いのかもしれません。最近、韓国・ソウルでは「何もしない選手権」が開かれました。野原に集まり、90分間いかに何もしないでいられるかを競い合ったそうです。

きっとロボットやAIは、最高の効率で動き続けることができるのでしょう。しかし人間がその真似をする必要も、ロボットやAIに引け目を感じる必要もないはずです。むしろ**人間には、ロボットやAIにはない「人生を遠回りする能力がある」**と考えてみるのも、いいのではないでしょうか。

少し前までは、私のたちの暮らしのなかには、もっとムダな時間がありました。夕暮れどきに縁側でボーッとするのもそうですし、雲が流れていくのを見ているのもそう。「家の掃除」など、タイパを重視する人にとってはムダのかたまりに見えるかもしれません。しかしだからこそ、禅の修行は「掃除にはじまり掃除に終わる」というぐらい、家事を大切にしてきました。最近はお掃除などもロボット化が急速に進んでいますが、時には心を込めて丁寧に掃除をすると、驚くほど心が調うのがわかると思います。

そして**遠回りの最たるものが、マインドフルネス**です。

考えてもみてください。「足の裏の感覚に集中してゆっくり歩く」など、運動として見たら、わずかな効果しかありません。しかし、それが「今、この瞬間」をあるがままに過ごすことにつながるのです。**マインドフルネスとは「あえてつくるムダな時間」**だと、勇気を持っていうこともできると思います。

私は、お線香から立ち上る煙や、線香花火がパチパチと小さく弾けるのを眺めているのが大好きです。生産性で見ればなんの役にも立たない時間ですが、とても瞑想的で、自分の心が休まるのがわかる、大切な時間。
私なりの「逆タイパ」実践なのです。

[3章]

歩けば、人間関係がラクになる

歩くことは、ありのままの自分に出会うこと

マインドフル・ウォーキングを続けていると、ストレスの多い環境でも、悩まず、迷わず、元気に生きられるようになります。そのほか、集中力や創造力が増すこと、幸せに生きられるようになることも、科学的に実証されてきました。

もっとも、「～のために歩く」**という目的意識が強すぎると、ちょっと困ったことが起こる**のです。そもそも足の裏の感覚や、呼吸の感覚にしっかり注意を向けることが難しくなりますし、「集中力を鍛えるために歩かなければならない」と自分を追いつめてしまい、うまくできなかったときに自己嫌悪を感じたり、「歩いたって何も変わらないじゃないか！」という不平、不満がたまります。

マインドフル・ウォーキングのコツは、忘我の境地で「ただ歩く」こと。足の裏に注意を向けるのも「ただ歩く」ため。**ふだんは意識しない「歩く」という行為に意識を向けることで、それ以外の雑念を払う**のです。

歩きはじめるきっかけとしては「～のために」があるのは当然ですが、瞑想中はひ

たすら足の裏の感覚だけに、注意を向けるようにしてください。

言い換えると、「**あらゆる執着、こだわりから解放され、ありのままの自分を、ただ受け入れる**」ということ。これが、「ありのままの自分を認め、慈しむ」という、心のありようにつながります。それを「**自慈心**《じじしん》」といいます。

自慈心は、実に奥が深いテーマです。私は、マインドフルネスが持つ最も大きな効能は、「他者への思いやりと共感性」だと考えています、その根底にあるものこそ、自らを慈しむ心、自慈心なのです。

自慈心があってはじめて、他人を思いやることもできるし、他人に何をいわれても流されずに生きられるようになります。つまり、歩けば本当の意味での「自信」がつく。嘘偽りなく、心から自分や他人を大切にできるようになるのです。

最近、よく耳にする「**自己肯定感**」も、自尊心と自慈心の総和だと、私は考えています。のちに詳しく説明しますが、自尊心とは、人から評価されたり、感謝されたりすることで維持されるものです。一方、自慈心は、ただ純粋に、自分自身が自分を肯定する心の在り方をいいます。自己肯定感は、自慈心に裏打ちされて、はじめてブレないものになるのです。

ブッダも人と自分を比べていた？

自己肯定感の裏返しは、劣等感です。「自分は他人よりも劣っている」と感じる心のありようです。

自慈心を持っていれば、他人と自分を比較することなく、「私は、あるがままの自分自身に思いやりを持つことができている」と満ち足りた気持ちでいられます。それができないのは、「自分はもっと〇〇でなくてはならない」という「べき思考」が根深く残っているからです。

ひたすら足の裏の感覚だけに注意を向けるマインドフル・ウォーキングは、そうした「べき思考」の囚われをはずし、ありのままの自分を肯定する心を育みます。

そもそも「自分が劣っている」と判断する物差しは、幼い頃から今に至るまで、他者や社会に植え付けられた価値観です。ですが仏教においては、自分と他人を比べるという発想そのものがありません。逆にいえば、他人と競っているうちは、一時「自分のほうが優れている」と思えたとしても、決して満足できないのです。

現代社会には、お金も地位も手に入れたのに、なぜか不機嫌そうにしている人がたくさんいますが、彼らの多くはありのままの自分を思いやることができず、他人と自分を比べ続けてしまっています。

しかしお金も地位も、欲求に際限がないものです。他人と比べている限り、「あの人は自分よりもえらい」「あの人は自分よりもお金持ちだ」という劣等感をぬぐい去ることはできないのです。

シッダールタ（のちのブッダ）でさえ、他人と自分を比べていた時期がありました。仲間と競い合うようにして苦行に励んでいた頃は、6年間の年月を費やしても、悟りを得ることができませんでした。ところが仲間から離れ、1人菩提樹の下で覚悟を決めます。そして、命をかけた深い瞑想をしました。ちょうどその日は、満月の夜でした。明け方に太陽が昇る頃、悟りを開きます。35歳のときでした。

他人にどう思われようと、自分が自分を思いやることができれば、幸せに生きられる。しかし、これほど大きな価値観の転換を言葉だけでおこなうのは、無謀というものです。ブッダもまた、瞑想を通じて、ようやく悟りを開いたのです。

自己肯定感を高めるたった1つの方法

残念ながら、日本人の自己肯定感は国際的に見ても著しく低いことがわかっています。禅の発祥の国なのに、最もマインドフルネスが必要とされているのは残念なことだと思いませんか。

では、どうするか。それは、**自分への思いやり、慈しみの気持を養う**ことです。つまり**「自慈心」**が、**自己肯定感を裏付ける**のです。

加えていうなら、自分に対する思いやりがないと、他人を思いやることもできません。自分に対する慈悲の気持ちが弱い人は、人助けをしているように見えても、どうしても見返りを求めてしまいます。そのために相手の反応によっては深く傷ついたり、怒りが芽生えたりする。他人に振り回されてしまうのも、自慈心が足りていないからなのです。

わかりやすい事例を紹介しましょう。東日本大震災以降、被災地にボランティアに駆けつけた人が、バーンアウト（燃え尽き）して帰ってきてしまうというケースがたびたび見られました。

被災した人たちは、住む場所や家族を失ったショックがあまりにも大きく、避難所でボランティアに助けられても「ありがとう」がいえなかったり、「助けなんていらない」と拒否したりすることも、当然ながらありました。被災者の心に共感を持って寄り添うことのできる多くのボランティアは、そのことをよく理解していました。

ところが、「人助けをすれば感謝してもらえるに違いない」と期待してやってきた人は、燃え尽きたりがっかりしたりして、短期間で活動をやめてしまったのです。

こうした自己肯定感の課題を抱えた人に対して、自分を慈しむことの重要性を理解していただくことは大切ですが、理解したからといって即座に自慈心が身につくわけではありません。考えるよりもまず、動くことが大切です。

そこでおすすめなのが、やはりマインドフル・ウォーキングなのです。歩き続ければ心の視野狭窄が外れ、ありのままの自分を慈しむ心が生まれます。そうして「私は、あるがままの自分を大切にしたい」とおだやかに肯定できるようになれば、見返りなしに他者を思いやれるようになる。自慈心とは、そういうものです。

世界の見え方が変わっていく

歩くことで、自慈心を養い、自己肯定感が強くなる。そこにあるのは、「自分を小さくしていく」という感覚です。

自慈心が養われていないと、例えば「上司にいわれたあのひと言が許せない」となったら、その思いがどんどん大きくなっていきます。人間は、考えたくないものほど、余計に考えるようにできています。そうして本来はちっぽけであるはずの問題で、頭のなかがいっぱいになってしまうのです。皆さんも思い当たることがありますよね？

でも、部屋を出て広い外の世界に一歩踏み出してみると、自分は森羅万象《しんらばんしょう》の大自然のなかにあって、ただのちっぽけな存在だと思い知らされます。自然から受け取る音や光、そよ風を全身に浴びながら歩いているうちに、だんだんと自分１人のパーソナルな悩みが価値を失ってゆくような心地になることができます。

そのちっぽけな自分こそ、本来の自分の姿なのです。

以前、うつ病の治療のために私の外来に通院されていたある男性は、「しばらく自宅療養をしていて少し気分が軽くなってきたので、家の裏山まで散歩に出かけたんです。すると歩きながら急に、セミの声に全身が包まれてゆくような、懐かしくも心地よい感覚を抱きました」と話してくれました。

「それまで自分がいる世界には薄いフィルターがかかってボンヤリとしていたのに、急にフィルターが剥《は》がれて世界がキラキラと輝いて見えるようになった」。彼はそんな言い方をしました。そうしたら、自分が抱えている悩みやストレスは、どうでもいいものに思えてきたそうです。

あまりにも鮮やかな「生まれ変わり」のストーリーです。

「自然がキラキラして見えるようになっても、職場に戻れば、またいつものストレスが待っているのでは？」そんな疑問を持たれる方もいるのではないでしょうか。

しかし、もしかしたらそれも、脳の疲れのせいかもしれません。

私たち人間の脳は、非常に精緻《せいち》な「防御機能」を備えています。それは本来、外的世界から心を保護するための大切な働きです。ところが時としてそれが過度に働いてしまい、心身のバランスを壊してしまうこともあります。

例えば、幼少時に親や養育者との関係で深いトラウマを抱えた人の多くが、成人後も長い間「自分と世界との間に幕がかかったような感覚」を持つことが知られています。こういった現象を「**離人感**《りじんかん》」といいます。

そしてこの現象は、日頃仕事などでストレスが慢性化している人においても起こり得るのです。

そんな症状に対しても、マインドフルネスの効果が期待できます。実際、近年急速に進んでいるトラウマ治療の研究によって、マインドフルネスの実践でありありとした心と身体の感覚を取り戻せるようになってくると、この離人感が低減していくことがわかってきました。

そしてその感性の輝きは、もはや歩行瞑想をする際の一時的なものではなく、半永久的に携え得るものとなるのです。これこそが、従来の薬物療法とは明らかに異なる、マインドフルネスが心を根底からケアする素晴らしい性質といえるでしょう。

ただし、覚えておいてください。**大切なのは、マインドフルネスの理論ではなく、マインドフルネスの実践**です。

マインドフルネスがどんなに優れた思考メソッドであっても、頭のなかで「自分はちっぽけなんだ、だから悩まなくていいんだ」と考えるだけでは、こうはなりません。歩いたからこそ、囚われから解放されるのです。

「世界がキラキラ輝いて見えるなんて、そんなおとぎ話みたいなことがあるか?!」

そういいたい人の気持ちも、よくわかります。でも、マインドフルに歩くのを習慣にすると、それぐらいものの見え方が変わってしまいます。

正確には、これが「本来の世界だったんだ、今までは見えていなかったんだ」と発見するのです。

それなら、皆さんもきっと経験があるはず。例えば、都会を離れて高原などに着いたとき、ひと口に緑といっても、こんなにいろんな色があったのかと、驚いたことはありませんか。

いくら都会より空気がきれいだといっても、緑の色が変わるほどではありません。変わったのは、見る人の心のありようなのです。そして「変わろう」と思ったから、変われたのではありません。行動に移したから、心が変わったのです。

結果に振り回されないためのルーティン

元大リーガーのイチロー選手のような一流アスリートが、さまざまなルーティンを取り入れていたことは、ご存じの方も多いかもしれません。**実はルーティンも、「自分はこれでいいんだ」と自信を持つための大事なスイッチです。**

現役時代のイチロー選手の場合は、バットを回してから構えに入っていました。あれをやめろといわれたら、パフォーマンスが落ちてしまったかもしれません。

私も大学時代、医学部の競走部で１００ｍの選手だった頃は、スタート前に身体をパチパチと叩いたり、スターティングブロックに足を置くときに一瞬だけ逆立ちする風変わりなルーティンを持っていました。１度、勢い余って倒立の状態で数秒間静止してしまったことがあり、審判員に「逆立ちはダメだよ」と注意され控えたことがあるのですが、結果はボロボロでした。

ルーティンを持っているのは、何もアスリートたちだけではありません。

例えば会社の経営者が、節目節目に神社でお参りをする。「困ったときの神頼み」

という気持ちもあるのだと思いますが、精神科医の視点からいえば、自分の心を調え、集中させるためのルーティンとして、神社やお寺への参拝を重んじているのです。神仏の前で手を合わせると、心が落ち着き、「自分はこれでいいんだ」「困難があってもこの道を進んでいくのだ」と思える。お参りすると、条件反射的に気持ちが切り替わるのです。

朝、仕事の前にコーヒーを飲む人が多いのも、カフェインによる覚醒効果よりも、「さて、コーヒーを飲んだから1日頑張るぞ」と気持ちを切り替える意味が大きいように思います。その証拠に、黙ってノンカフェインのコーヒーを飲まされても、案外気がつかないものです。

そして、日常のなかにルーティンを取り入れるためにも、マインドフル・ウォーキングはぴったりです。**働いている人も家にいる人も、「ここぞ」というときに歩く習慣をつけておきましょう。**何度か紹介していますが、休憩時間に階段を上り下りするのもルーティンの1つです。

マインドフルネスは切り替えの力を高めるもの。ですから**効果を高めようと思った**

ら、何かに取りかかる前、気持ちを切り替える必要があるときに、あわせておこなうのがおすすめです。例えば、準備を整えて「さあプレゼンだ」というとき、あるいは朝目覚めて会社に行く前、布団に入る前、などです。

もう1つ、ぜひやっていただきたいのは、**大仕事を「終えたあと」**です。というのも、大仕事のあともしばらくの間はまだアドレナリンが出ていて、ちょっとしたトランス状態に入っています。「うまくいった！」にせよ、「失敗した……」にせよ、気持ちが強く出ている。良くも悪くも、結果に左右されすぎているのです。

そこで、**重要なプレゼンが終わったあとでも、大切なテストが終わったあとでもいいのですが、気分が高揚しているときは、あえて歩いたり呼吸瞑想をしてください。**

すると、結果を素直に、ありのままに受け止められるのです。うまくいったときも、いかなかったときも、

「結果はともあれ、よく頑張れた」

と、自分をほめてあげたい気持が湧いてきて、マインドフルに受け止められます。

これができるかどうかが、結果に振り回されて次の一歩を踏み出せなくなる生き方と、結果を踏まえて反省したり成長できる生き方の、どちらに進んで行くかの分かれ

道となるのです。

確かに結果は大事かもしれませんが、その結果に一喜一憂していては、心のエネルギーを消耗するばかりで、成長は望めません。

結果がどうなろうと、「自分は一生懸命やった」という事実を認め、「次はこうしていこう」と前向きに物事を進めていく。そういう気持ちの切り替えができる人が、真に成功に向っていくことのできる人なのではないかと思います。これは私自身もできるかぎり実践していますし、患者さんにもおすすめしていることです。

ただし、注意してほしいことがあります。

大仕事を終えたあとは、トランス状態のようになっていて、ともするとマインドフル・ウォーキングに集中できず、ただウロウロ歩く、ということになりがちです。ふつうの散歩のつもりならそれでもいいのですが、瞑想からは離れてしまっています。

このように心理的な振れ幅が大きいときこそ、いつも以上に足の裏の感覚に注意を向けるよう意識して、歩いてみてください。

ストレスから回復していく力が育つ

最近話題の「レジリエンス」も、自己肯定感で説明がつきます。レジリエンスとは、「折れない心」のこと。強いストレスにさらされても、それに耐え、適応していく人のことを「レジリエンスが高い」などと表現します。

ただ、私は「**ストレスを自分の糧《かて》にしていく力**」といったほうが、本当のレジリエンスの理解に近いのではないか、と考えています。

「ストレスに耐える」というと、まるでストレスが悪者のようですが、必ずしもそうではないのです。それは、負荷をかけてトレーニングをしないと筋肉が発達しないのと同じです。

アスリートは多少の筋肉痛でも練習を休みません。練習のない日にも「**アクティブ・レスト**」といって、筋肉疲労を適度な運動やマッサージによって超回復のための「バネ」として活用するのです。

ストレスも、そこに痛みがあるから人間は成長します。ストレスから逃げてばかり

いると、いざ強いストレスがかかったときに他者を責めたり、ストレスから逃げるようにして引きこもってしまうことが想定されます。

では、どうしたら、ストレスを自分の糧にできるのでしょう？

ストレスが多い状況に身を置いていたとしても、歩いて、メンタルブロックが外れた状態で眺めてみると、

「ここには自分にとってプラスになるものがあるな」

と発見できるかもしれない。これこそ、レジリエンスだと思います。

「**あなたを殺さないものは、あなたを成長させる**」とは、１００年以上も前に生きたドイツの哲学者・ニーチェの言葉ですが、これはそのままストレスにも当てはまるのです。

例えば、仕事がうまくいかなくて、自己採点で50点しかとれなかったとしましょう。レジリエンスがついてくると、一瞬はガッカリするかもしれませんが、すぐに立ち直り「60点にするにはどうしたらいいだろう？」と前向きに考えられるようになります。

これが「50点をありのままに受け止める」ということです。

私は、ただ頑張ることが素晴らしいのだといいたいわけでありません。

「こんな点数じゃダメだ、恥ずかしい」と思って頑張るよりも、「もっと良い点がとれたら楽しいだろうな」と思って頑張るほうが、ずっと自分を成長させますし、前向きに生きられます。

最近の研究では**「楽観脳とレジリエンス」**に関して、両者のつながりが非常に深いことがわかってきました。

現実を無視して、ただ楽観的になるのとは違います。

マインドフルネスを実践していくことで、現実をありのままに見すえたうえで、そ**れをポジティブに受容して、未来への原動力に変えていくことができるのです。**

私が、マインドフルネスを「現代を健やかに生きるための叡智」と定義するのは、そんな理由からです。

［4章］

歩けば、幸せに一歩近づく

自分を思いやれる人は、他人を思いやれる人

「自分を思いやる気持ち=自慈心」を持てるようになると、他人に共感し、他人を慈しむ心が生まれます。

「歩けば頭がスッキリする!」という本書の入り口から、ずいぶん遠いところまでやってきた気がしますが、マインドフルネスの本質は、ここにあると私は思っています。少し、わかりにくい話に感じるかもしれません。でも実際にそれを経験した人の話を聞いたら「なるほど!」と納得していただけるのではないでしょうか。同時に、「そんなふうに、自分も他人も大切にしながら生きられるなんて、うらやましい!」と思うかもしれません。

これは私が主催するマインドフルネスを取り入れた坐禅会に何度か参加してくださった、ある会社員の男性のお話です。毎朝の通勤電車に、大きな荷物を持った行商のおばあさんが乗っていたそうです。彼は長い間、ただでさえ混み合っている電車のなかでスペースを占拠するそのおばあさんのことが、邪魔でしょうがなかった。でも、

坐禅会への参加をきっかけにマインドフルな散歩を習慣にしてからというもの、次第に感じ方が優しさを帯びたものへと変化してきたというのです。そして今では、「重い荷物が大変そう。今日も1日、頑張ってね」と心のなかで応援しておられるのだそうです。

同じ電車の話で、「くたびれて寝てしまっているおじさんが、だらしなくて、嫌いで仕方がなかった」という人もいました。それが「自分の父親と同じ世代だな。父親がこれほど疲れていたとしたら心配でならないだろうな。きっとこの人も、家族のために頑張っているんだ」に変わった。

「風邪で会社を休んだ同僚に冷たい目線を向けていた」という人もいました。「自分はこんなに頑張っているのに、あいつだけ休みやがって」。でも、ありのままに物事を捉えてみれば、批判すれば病気が治るわけでもなく、自分の仕事がラクになるわけでもないことがわかります。

「だから、『あいつも大変だな。自分はいつも通り仕事しよう』と思うようになりました」――1つひとつは、とても小さな話です。しかしそこには、彼らにとって大きな変化があります。以前は、他人と見れば、自分をイライラさせたり、不快にさせる存在だったのに、今では他人に対する慈しみ、思いやりの心にあふれています。もう他人に流されることもなくなりました。

彼らは決して、「頑張って、人に優しくなろう」とは思っていませんし、悟りを開いたお釈迦さまでもありません。ただ「自分を思いやる」自慈心を、歩行などの瞑想を通じて、知らず知らずのうちに育んでこられた。それだけで、他者に対しても、これほどの思いやりが満ちてくるのです。

「自尊心」と「自慈心」はどこが違うのか

なぜ、自慈心が、他人を思いやる気持ちを育むのでしょう?

自尊心と自慈心の違いを知っておくと、理解が深まります。

3章で紹介した「レジリエンス」を高めるものとして、今、ポジティブ心理学が注目されています。ポジティブ心理学では、自尊心を高めることを大切な目標の1つに掲げています。それには成功体験を重ね、自分を鼓舞《こぶ》することが大切です。

ところが実際には、それに失敗すると、簡単に崩れてしまうのが問題です。

自尊心とは、人から評価されたり、感謝されたりすることで、維持されるものです。「すごいね」「あなたのおかげだよ」「あなたがいてくれてよかった、ありがとう」。こうした他人の言葉に頼らなくてはならないという意味で、**自尊心は「他律的」、つまり他者からの働きかけによって左右されるものである**ことがわかります。

そこで新たに注目されたのが、自慈心です。英語ではこれを「セルフ・コンパッション」と表現します。テキサス大学のクリスティン・ネフ博士はこの分野の研究を長年リードしています。彼女は、**「セルフ・コンパッション＝自慈心」**と、**「セルフ・エスティーム＝自尊心」**を分けて考えました。

ネフ博士によれば、自分に対する慈悲の気持ちとは、手放しに自分を大切にする心であり、それは人からけなされようと、決して揺らぐことはないそうです。

一方、自尊心は人からけなされたり、認められなかったりすると、崩れてしまうものです。そのとき、大半の人は怒るか、悲しむか、どちらかを選択します。怒りを選択したら他人を責めるようになり、悲しみを選択したら自分を責めてしまいます。

例えば、部下にキレるパワハラ上司などをよく見ると、自尊心だけが高く、自慈心が低いという特徴があります。自分を思いやることができず、他人の気持ちも思いやることができない。自分が傷つくことが何よりも怖いので、他人を怒鳴って虐《しいた》げて、「自分のほうが上なんだ」と思い込もうとしています。パワハラ上司とまではいかなくとも、いわゆる「マウンティング」をしてくる人の多くは、このパターンに該当すると考えられます。

いつも自信のある人、前向きに人生を送る人のイメージにふさわしいのは、自慈心です。自尊心とは違い、自慈心には、揺るぎない芯があります。

「自慈心が高い＝今の自分に満足している」という解釈から、「自慈心が高い人は、頑張る努力を放棄するのではないか」という批判もありました。

しかしネフ博士は、何千人という人を調査し、見事に反論してみせました。**「自慈心が高い人は、利他《りた》のための努力を惜しまない」ということがわかったのです。**

それはおそらく、こういうことです。自分を慈しむ人は、自分を思いやるばかりでなく、人のため、世の中のために何かしよう、という気持ちが自然と湧いてくるのです。そのためであれば、努力を惜しむことはなく、しかもたとえ見返りがなかったとしても、バーンアウトすることもありません。

原始仏教（初期仏教）においても、ブッダの教えには、「自分が悟りを開く」ことに終わらず、その教えを人々に伝える「利他」の精神がありました。マインドフルネスもまた、自分を思いやる気持ちを、他人に分け与えようという利他の精神を育むのです。結果、仕事の成果も上がるし、自尊感情も高まっていくのは当然のことではないでしょうか。

ガンジー、ナイチンゲール、マザー・テレサといった、人道的活動に身を捧げた世界の偉人たちは、自尊心も自慈心も高いとされています。人への慈しみがあって、なおかつ自尊心が高いのです。一般的なイメージとは違い、彼らは決して自己を犠牲にして他者に尽くした人ではありません。むしろ、まず自分が楽しみ、自分がやりたいことをしていました。そうして自慈心を育てていくと、「人にも分け与えたい」という利他の精神を持つようになるのです。また自慈心とは、「自分を大切にする」という能動性を伴った言葉です。

それとは反対に、自尊心は「自分には価値がある」という状態について断定する言葉です。しかし、それは多くの場合思い込みに過ぎず、少しでも他者から批判されたり、支持されなくなったりして思い込みが崩れたら、あっという間に自尊心も崩れてしまいます。崩れた自尊心は間もなくして、他者を攻撃したり、自分を責めて現実から逃げるといった行動を引き起こすのです。

自慈心とはつまるところ、「自律的」な自己肯定感の一要素です。これならば、「自分を大切にしていこう」という意思さえあれば保つことができます。他人に依《よ》らず、自分の力で、生み出していけるものです。

禅やマインドフルネスも一緒です。「あの人は禅である」「あの人はマインドフルネスである」という言い方はあまりしませんよね。「あの人は禅の心を持って生きている」「あの人はマインドフルネスを心がけている」のほうが、しっくりきます。

つまり、**禅もマインドフルネスも、状態ではなく、生きるスタンス**のこと。だからこそ私は、マインドフル・ウォーキングを「健やかに生きるための習慣」として、おすすめしたいのです。

自慈心をつくる3つの要素

自慈心には、3つの要素があることがわかっています。

1つめは、「セルフ・カインドネス（self-kindness）」、**自分への優しさ**です。他人

に優しくするように自分にも優しくする。それができないと、つい他人に見返りを求めてしまいますし、見返りをくれない他人に対して、ネガティブな想念を持つことになります。自分を思いやる気持ちが、本当の自信につながるのです。

しかし、最初から「自分に優しくしよう」と意識しても、それを行動に移すことは簡単ではありません。まずは、「自分に厳しい自分」を見つめるだけでも十分です。もしもあなたの親友や大切な人が悩んでいたら、どんな言葉をかけるでしょうか。優しいあなたならば、

「はじめてなんだから、当然だよ。いい経験になったじゃないか」

そんなふうに声をかけるのではないでしょうか。それなのに、自分には優しい言葉をかけられない。そのことに、まずは気づいてください。気づくことから、人は変わっていきます。以前も紹介しましたが、「念起こらば即ち覚せよ、之を覚せば即ち失す」です。

2つめの要素は、「センス・オブ・コモン・ヒューマニティ（sense of common humanity）」です。和訳すると「共通の人間性を理解する」といったところでしょうか。これは端的にいえば詩人で書家であった故・相田みつをさんの『にんげんだもの』

の世界であり、**「皆同じ人間、誰もが不完全である」**という感覚のことです。

自尊心だけで立っている人は、これができません。「他人（自分）の不完全さを許せても自分（他人）の不完全さは許せない」のは、自分を特別扱いしているからです。「誰でも不完全なんだから、しょうがないよ」と心に念じましょう。

そして3つめが、「マインドフルネス」です。前の2つが理念だとすれば、マインドフルネスは実践にあたります。**歩行瞑想や呼吸瞑想を続けているうちに、自分に優しくする生き方、人の不完全さを許す生き方ができるようになっていきます。**

自慈心を研究したクリスティン・ネフ博士も、長きにわたりマインドフルネスを実践した人でした。博士は20代で離婚を経験し、そのショックから立ち直る過程で、仏教瞑想をはじめました。自慈心（セルフ・コンパッション）も、マインドフルネスのルーツである仏教の「慈悲の精神」からきているのです。

「変化を恐れる気持ち」はあって当然

自慈心は、無条件に自分を慈しむ心のありようです。「ここがイケてるから自分を大事にしてあげよう」では、無条件とはいえません。

「何にもないけど、まずは私を大事にしよう」と思えるようになれば、他人に対しても、

「利害はどうであれ、あの人のことも大事にしよう」と思いやれるようになります。ですので自慈心がなければ、本当の意味で他人を思いやることはできません。「この人がいると自分は助かる。だから大事にしよう」という利害の判断を捨てられないからです。

自慈心があると、他人に対する慈悲の心も、長きにわたり続いていくものとなります。東日本大震災のあと被災地にボランティアに駆けつけた人が、バーンアウトして帰ってきてしまった、という話を前に紹介しました。その原因は、彼らが求めた見返りを、被災された人々が与えてくれなかったことです。自尊心で動いている人は、それに耐えられません。

一方では、震災から十余年を経た今も、支援を続けている人がいます。自尊心で動いている人は、「もういらないよ」といわれたり、感謝の言葉をもらえなかったりしたら、そこで終わりでしょう。でも真なる自慈心を持って活動している人は、「だん

だん元気になっていく被災者や、復興してゆく被災地の姿を見たい」といって、被災地に通い続けるのです。

続くか、続かないか。これも、自尊心と自慈心の違いなのです。

慈悲の心というと「なんだか修行僧のようで、大げさだ」と思われるでしょうか。でも、やることは自分を思いやるということだけだし、そのために歩き続けるだけです。自分を思いやれば、自然に他人を思いやれるようになります。それは時間があれば、きっとできるようになることです。

たった1つ心がけてほしいのは、あせらないことです。「そんなことをして何になるんだ」と無力感に襲われたりするのも、当たり前のことです。

ネフ博士はそういった心の現象を「バックドラフト」と表現しました。バックドラフトとはもとは火災に関する用語で、火事が起きた際、いったんは火の勢いが治まったかに見えた密閉空間に空気が入り込むことで起こる、急激な爆発現象を指します。

同じように、それまで「自分には価値がない」と長年思い続けてきたところへ急に愛情を注ぐと、まるで心が爆発するかのように、否定的感情や消極的な気持ちが生まれるというのです。

人間が変わるときというのは、必ず葛藤《かっとう》が生じるものです。

このバックドラフトをやり過ごすためには、そのようなネガティブな心持ちになっている自分自身を、「これまで長い間、自分を大切にしたことなんてなかったんだから、動揺して当然だよね」と、そのまま受け止めることが大切なのです。

どうなっても自分を責めず、気長に続けることを忘れないでください。**自分を愛せるようになるのも時間の問題**、そう気楽に構えてみましょう。

自分のなかの「慈悲の心」に気づく

一昔前、私が精神科医になった頃は、クリニックなどの医療機関にいらっしゃるのは、悲しい、情けない、寂しいといった「自責」の気持ちを抱えている人が多かったように思います。

それが最近は、他者に対してイライラ、不満、怒りをため込んでいる「他責（他罰）」の傾向を有する人が増えています。「最近の人は性格が悪くなった」といってしまえばそれまでかもしれませんが、それを本人のせいにしてしまうのはあまりにも残酷です。それほどまでに現代の人々は、「自己愛の歪み」を抱えざる得ない社会的環境に生きているということではないでしょうか。なぜなら、そういった人に歩行瞑想をしてもらうと、どんどん心が軽くなって、眉間のシワがスーッと取れていくからです。

「頭でも痛いんですか？」

「もともとこういう顔ですが……」

――クリニックにやってきた当初はそんな会話をしていた患者さんが、治療が進むにつれて、ニコニコ、やわらかい表情になっていきます。

ストレスで脳が疲れて、一見すると性格が歪んで見えるけれども、実は、生まれ持った優しい心がちゃんとある。それを思い出してもらうのが、マインドフル・ウォーキングなのではないかと思います。

新しく身につけるのではなく、自分のなかにあるものを思い出す。慈悲の心といっても、大それたものではない、ということがわかっていただけたでしょうか。

禅でいえば、**「自己の本分に気づく」**という感覚と似ています。

仏像を眺めるときもそうなのです。

「孫が受験に合格できますように」

「大事なプロジェクトがうまくいきますように」

——仏像の前で手を合わせるとき、私たちは自分の心のなかにある願いが叶うようにと念じがちです。でも仏像を拝むことの本当の意味は、それとは少し違うところにあります。

例えば、心が荒んで優しくなれないとき、観音さまの顔を見て慈悲の心を思い出す。自信を失ったとき、仁王さまの顔を見てガッツを取り戻す。韋駄天《いだてん》さまを見れば、一生懸命体を動かして働こうと思う。

私は**「仏像とは、人の心のなかにある思いを具現化したものだ」**と教えられました。だから仏像は人間の形をしているのです。

ストレスがあるから、人に優しくなれる

そもそも、悩みやストレスがない人生を生きられたら、どんなにすがすがしいでしょう。

「今月の営業成績、目標に全然足りないぞ」

「今度のテスト、大丈夫かな」

そんなプレッシャーに日々さらされていたら、他人を思いやる余裕など持てないような気がしませんか？　でも、こんな実験結果を知ったら、ストレスに対するイメージがちょっと変わるかもしれません。

シカゴ大学のペギー・メイソン博士らが2016年に発表した、ラットの研究です。ラットにはケージに閉じ込められた仲間を助け出そうとする習性があり、繰り返し助け出しているうちに、だんだん仲間のラットを速やかに救出できるようになることがわかりました。ところが、不安やストレスを抑制する抗不安薬（安定剤）をラットに投与したところ、仲間を助け出すまでの時間が、何度繰り返しても短縮されなくなったというのです。

勘の良い方は、「安定剤によってもうろうとして、ケージを開けるための学習能力が低下しただけではないか？」と思われるかもしれません。実はこの研究でメイソン博士らは、ケージのなかに仲間のラットではなく、好物のエサを入れて同じ測定をしました。すると、たとえ安定剤を投与しても、エサを手に入れるためであれば、ケージを開けるまでの時間はどんどん短くなりました。

あくまで仮説ですが、ここから考察できるのは、**「ストレスが思いやりを生むのではないか」**ということです。つまり安定剤の投与によりストレスや不安が低減されることで、仲間を助けるという意識や行動が、ラットから取り去られてしまったのかもしれないのです。さらにいえば、**人間の思いやりの心も、ストレスがなければ生まれないかもしれません。**自分がストレスに苦しんだ経験があるからこそ、他人の苦しさを想像し、思いやることができるのではないでしょうか。

そう考えれば、ストレスを自信の糧にしていく力、レジリエンス（折れない心）もますます高まります。自分も他者も大事にしながら、共に生きる道が開けていくのです。

強くなくていい、明るくなくていい

人は強くなければならない。明るくならなければならない。これらはすべて妄想、囚われです。本当は、弱くても暗くても幸せになれる。そんなパラダイムシフトが心のなかで自然に起こるのがマインドフルネスであり、私たちが健やかに生きる秘訣だと思っています。

例えば「口下手で内向的な自分を変えたいと思っている」という人がいたとしたら、そういう自分を思いやり、ありのままに肯定することで、人は幸せになるのです。

それに、そもそも**内向性というのは、自分の内なる感覚に気づくことができる、という立派な才能の1つ**です。

マインドフルネスの評価尺度、つまりその人がどのくらいマインドフルな人かを評価するための質問紙による検査においても、「自分のなかに生まれた感覚を自覚する能力」と「それを描写する能力」の2つが重視されます。これらは自分自身の内面と向き合うスタンスがなければ得られない能力であり、「内向性」はこれらを高める大きな助けとなります。前にご紹介した「念起こらば即ち覚せよ、之を覚せば即ち失す、久々に縁を忘じ、自ら一片とならん、これ坐禅の要術なり」という道元禅師の教えも、内向性があるから実践できることです。

さらにいえば、**外向的な人が幸せとも限りません**。明るく元気なキャラクターで人気のお笑い芸人さんにも、「家に帰るとひと言もしゃべらない」という人が珍しくありません。カメラが回っているときはハイテンション、でもカメラが止まった瞬間ローテンション。うつ病や躁うつ病（双極性障害）を抱えた芸人さんも、実は少なくありません。

外向的な人は、アレキシサイミアとはいえないまでも、自分の内面のケアを怠りがちです。テンション高く動き続け、人と話し続けている一方で、内なる疲れをため込んでしまいます。そして突然、パタンと動けなくなる。これはワーカホリック（仕事依存）の人にも多い現象です。周囲の人は「昨日まであんなに元気だったのに」と訝《いぶか》しがるのですが、それもワーカホリックのパターンなのです。

自分と他者の幸せを祈る瞑想法

自分に対する思いやりと慈しみを育み、それを他者にも同じように向ける瞑想があります。「慈悲の瞑想」です。

私が一番好きな瞑想がこれです。古くは、テーラワーダ仏教（上座部仏教）の伝統的な瞑想修行として伝えられてきたもので、今や世界中で実践されています。

はじめに2分間、呼吸瞑想をします。次に、目を閉じたまま、「①大切に思っている人」「②自分」「③お世話になっている人」「④良いも悪いも印象がない人」「⑤嫌いな人・嫌われている人」を思い浮かべ、相手が目の前にいるかのようにイメージします。そして1人ずつ順番に、以下の言葉を語りかけるように念じます。

「あなたが幸せでありますように」
「あなたが健康でありますように」
「あなたが安全でありますように」
「あなたが心安らかに暮らせますように」

そして、その人が幸せを手にしたときの喜びにあふれた笑顔や、身ぶりをイメージしましょう。

⑤の「嫌いな人」に対しては、上手にイメージできないという声が少なくありません。その場合は、以下の言葉を念じます。

「あの人は私と同じで、幸せになりたいと思っている」
「あの人は私と同じで、心や身体、気持ちや考えを持っている」

「あの人は私と同じで、痛みや苦しみから解放されたいと願っている」

「あの人は私と同じで、これまでの人生でつらいことや、傷ついたことがある」

最後に2分間、呼吸瞑想に戻ってください。ありのままの呼吸に注意を向けて、心をリセットさせましょう。

それでも慣れないうちは、嫌いな人の幸せを願うことに強い抵抗を感じることも少なくありません。最初のうちは「①大切に思っている人」と、「②自分」という2つのパートだけ実践いただくようおすすめしています。

たとえ1週間に一度だけでもかまいません。継続してみてください。

歩きながらできる「慈悲の瞑想」

前項で、自分のなかに思いやりと慈しみの心を育み、温かい人間関係をつくるのにも役に立つ「慈悲の瞑想」を紹介しました。

私が大好きな瞑想なのですが、マインドフル・ウォーキングに比べると、少し複雑です。特に「嫌いな人の顔を思い浮かべながら、幸せになりますようにと語りかける」

というのは、マインドフルネスに慣れていない段階では、なかなか難しいかもしれません。「人のために無理にやらされている」感があっては効果が上がりませんし、バックドラフト現象が起きて、

「なんでこんなことやらなくちゃいけないんだ」

「できるわけがない」

と反発したくなることもあるでしょう。

そこでぐっと難易度を落とし、マインドフル・ウォーキングに慈悲の要素を取り入れた、私のオリジナル瞑想をご紹介します。

1つは、「ラベリング」です。詳しくは次章で紹介していますが、ラベリングは、歩いているときに出てきてしまう雑念を払うテクニックです。雑念が浮かんだら心のなかで「雑念、雑念」と何回か唱えることで、マインドワンダリングを瞬間的に止める効果があります。

特に嫌なことを思い出したときは「慈悲の瞑想」につなげるチャンスです。心のなかで「出てきてもいいんだよ。気にしなくていいんだよ」と唱えてから「心がラクになりますように」と続け、またウォーキングに戻りましょう。嫌なことを考えてしま

った自分ごと大切にしてあげる、そんな瞑想です。

もう1つは、マインドフル・ウォーキングをしている最中に、誰かとすれ違うたびに「あの人が幸せになりますように」と心のなかで唱えてから、再び足の感覚に注意を戻すという手法です。

それまで会ったこともない、たまたますれ違っただけの人に対して、ちょっとでも「幸せになりますように」と願えたら、それはとても大きな自信になります。ふだんからマインドフル・ウォーキングを続けて、自慈心を育むにつれて、それは難しいことではなくなっているはずです。

歩く瞑想で世界平和を

2022年、96歳でその生涯を終えたベトナムの禅僧ティク・ナット・ハン師は、「歩く瞑想で世界平和を」というメッセージを世界中で発信し、マインドフルネスの普及に多大なる貢献をされました。生前の師にお目にかかることはついにできませんでしたが、私は彼の紡いだ智慧と慈悲の言葉を、ご著書を通して何度も拝読し、今も心の糧とさせていただいています。

「歩いて世界平和だなんて、オーバーなこと」と思われるかもしれませんが、世界中の人たちが歩き、心の平穏を手に入れることができたなら、争いのない平和な時代がやってくると、私も信じて止みません。

それに、マインドフルネスは人から人へと伝播する性質を持っています。自慈心を手に入れ、かもし出す雰囲気や言葉がおだやかで慈愛に満ちたものになると、周りの人たちも同じように、マインドフルに変わっていくのです。

自慈心を身につけた人は、それを人に分けたい、広めたいと思うようになると私は言いました。しかし、わざわざ意図的に働きかけなくても、あなたがおだやかになれば、その周りにいる他の人たちも、自然とおだやかに変わっていくのです。

グーグルの研修プログラムにマインドフルネスを取り入れたチャディー・メン・タン氏もそうでした。若い頃から瞑想を習慣としていた彼は、2000年にグーグルに入社して、自らを含めたエンジニアたちの置かれているストレスフルな状況を目の当たりにしました。そしてそんな彼らにマインドフルネス瞑想による恩恵を広めたいと考え、SIY（サーチ・インサイド・ユアセルフ）という社内向けプログラムを立ち上げたのです。そこでのあまりの反響の大きさに、やがてグーグルを退社し、このプログラムを全米、さらには世界中に向けて広めてゆくための会社までつくってしまいました。

メン氏がまさに体現しているように、マインドフルネスの実践において極めて重要なことは「まず自分から」ということです。自分自身がマインドフルネスの恩恵を感じていなければ、それを周囲に広めることはできませんし、他者を思いやることもできません。

昨今はSNSにおける誹謗中傷《ひぼうちゅうしょう》、特殊詐欺《さぎ》の被害、さらには闇バイトに手を染めてしまう若い人たちも後を絶ちません。まさに「恨み」「憎しみ」「我欲」といった想念が蔓延《まんえん》した世の中ともいえます。

しかし、その悪い想念を淘汰《とうた》しよう、食い止めようとするのではなく、自分がまず良い想念を持つこと。そこから、世界平和、心の平和、テロのない時代がやってきたらいいと、私は本気で願っているのです。

「不安になってはいけない」では余計に不安になる

幸せの定義はさまざまですが、私は「自慈心が健康的に満たされている状態」がその1つであると思っています。

ただし、身体のコンディションと同じように、自慈心も調子が悪くなることがあります。自信を失ってしまったり、他人にイライラしてしまったりと、人間は毎日揺れながら生きています。

そんなときにお願いしたいのは、無理に「心を安定させなければ！」とは思わないでいただきたいということ。

「今日は不安な気持ちでいっぱいだ」

「今日は何だかイライラしてるな」

「今、自分の心は揺れてるな」

と気づいているだけでいい。それが、自分をありのままに受け入れる、自分を思いやるための第一歩となるからです。

不安になるのもしょうがない、と思っていれば、不安は和らいでいきます。逆に自分のなかにあるネガティブな感情を否定し、「不安になってはいけない！」と思うと、ますます不安になってしまいます。

この現象を**「思考抑制の逆説的効果」**といいます。例えば「これから5分間、シロクマのことだけは『考えないで』ください」といわれたら、かえって考えないではいられなくなります。心理学の分野ではよく知られる「シロクマ実験」のお話です。

つまり**人間は、考えたくないものほど考えるようにできているのです。**考えたくないものとは人間にとって嫌なもの。嫌なものに出合わないようにするために、嫌なものを意識する、これは人間の大切な防衛本能です。しかし、その働きが過剰になると、よくないことが起こります。それが、不安になってはいけないと思うほど、ますます不安になり、身動きがとれなくなるメカニズムです。

マインドフルに歩く習慣は、この思考抑制の逆説的効果を外してくれます。不安になっても仕方がないと思う。そして、その不安に注意を向け続けるのではなく、外に出て歩く。これができるようになると、心のコンディションも安定していきます。

「今、この瞬間」に集中する「前後裁断」の極意

「今、この瞬間に集中する」とは、過去や未来に惑わされないということでもあります。禅の世界では、これを「前後裁断」と表現します。前後裁断、つまり前も後ろも断ち切ってしまう。ここには「未来と過去に囚われているうちは、今、この瞬間に集中できない」というメッセージが込められています。

起きてもいない未来のことを心配したり、過去を悔んだりせず、現在だけに意識を向けることで、本当に大切なことが見えてくる。そのためのノウハウが禅であり、マインドフル・ウォーキングです。

「じゃあ未来を考えてはいけないのか。過去を反省し、次に活かそうとしてはいけないのか」

時折そう聞かれることがあります。もちろん、そんなことはありません。

マインドフルネスは、未来や過去を否定するものではなく、これまで経験してきたことも、これからやりたいことも、ちゃんと大切にします。それが幸せに生きるとい

うことですし、そうでなければ、何のためのマインドフルネスか、わからなくなってしまいます。

よくないのは、まだ見ぬ未来に不安を募らせたり、過去に囚われたりして、「今、この瞬間」に集中できなくなることです。

どうして、未来のことを必要以上に案じ、過去にも囚われてしまうのかといえば、そこにネガティブな想念がともないやすい理由があるからです。

例えば私が、「自分の目標は世界平和だ」というとき、「達成できなかったらどうなるだろう」「達成するまでにどれだけ苦労するだろう」と考え出した瞬間に、ネガティブな想念が浮かんできます。

過去を考えるときも同じように、どうしてもネガティブな想念が浮かんできます。誰もが過去に後悔を抱えていますし、楽しかった思い出に浸るときですら、「それに引き替え今は……」という悲しい気持ちを呼び覚ましてしまいます。

これを防ぐためにも、**歩いて、「今、この瞬間」に注意を向ける**ことです。「どうしたら目標を達成できるだろう」と前向きに考えているときは、実現させたい一心で目の前の行為に集中することができ、マインドワンダリングは起こりにくいのです。

何かを手に入れて幸せになるより、目の前にある幸せに気づく

大富豪とはいえないまでも、何不自由ない暮らしができるお金を持っているのに幸せを感じられず、虚しさを抱えた人が少なくありません。なぜなら、**お金には上限がなく、いつまでも満たされることがないからです。**

これは、自尊心と自慈心に絡む問題です。自尊心を守るために頑張っている人は、他者からの評価を維持するために「もっと上」を目指し続ける宿命にあります。飽くなき向上心といえば聞こえはいいのですが、実際のところ、そうしなければ自分を保てないだけ。間断なく大きな負担が心にのしかかっている状態なので、幸せを感じるどころではありません。会社の社長にまで出世したにもかかわらず、亡くなる前に「私の人生は虚しかった。何の意味もなかった」という遺言を残した人は数知れません。

幸せに生きられるかは、自分を思いやり、「今、この瞬間」手にしているものの素晴らしさに気づけるかどうかにかかっています。

そんなことを言葉で説明されても、「それでもやっぱり、お金はもっとほしい」と

いう意識は簡単に捨てられるものではないかもしれません。

しかし、皆さんはもうおわかりのはずです。**そういった意識を書き換えるものが、歩行瞑想や呼吸瞑想**なのです。

どんな人も最初は必ず「うまく歩けません」「うまく呼吸に集中できません」といいます。当たり前のように歩いているうちは気づく機会がありませんが、それができなくなると、ふだんどれだけ高度なことをしているのか、痛感するのです。

ケガや病気をしたときにも、似たような体験をします。足首を捻挫して包帯を巻いているだけで生活全部がギクシャクする、そのときはじめて、ふつうに歩けることのありがたさがわかる。「失ってはじめてわかるありがたさ」とは、よくいわれることです。

もちろん、お金も命も、失いたくはありません。それならば、**これから手に入れるものではなく、現に今、目の前にあるもののありがたさを味わう**ことです。お金や社会的地位に対する際限のない我欲ではなく、「今、ここに生きている」という純粋な体験から幸せを得てゆく。そして「こうして息をしていること、それ自体がありがたい」と感じられたならば、もうすでに虚しさは消えているはずです。

[5章]

1分で脳と身体の疲れがとれる「歩き方」

「ただ歩く」からはじめよう

本章では、マインドフル・ウォーキングの正しいやり方を説明しますが、最初のうちは、歩き方にこだわらなくてもかまいません。

私がいいたいことをひと言にまとめるなら、**「部屋のなかでじっと悩んでいるより、身体を動かしましょう、歩きましょう」**ということに尽きます。気分転換に、集中力アップに、イライラや不安の解消に、「ただ歩く」ことがどれだけ役に立つか、実感してみてほしいと思います。**頭であれこれ悩む前に、まず歩く。言葉から離れて、ただ歩く。**最初はこれだけ、意識できたら十分です。

そうして「ただ歩く」に慣れてきたら、ぜひともマインドフル・ウォーキングへと進んでください。そこには、言葉から離れ、心軽やかに生きるための智慧が詰まっています。

マインドフル・ウォーキングでのみ表れる効果が、いくつもあります。ウォーキングが健康増進に役立つことはよく知られていますが、先述したように、近年、ふつうのウォーキングと、足の感覚に注意を集中させて歩くマインドフル・ウォーキングを比較する研究が少しずつ進んでいます。

それによれば、うつ病が軽減されたのは、マインドフル・ウォーキングのほうでした。メンタルの問題だけでなく、動脈硬化など循環器系の異常や、メタボリック症候群など内分泌系の疾患など、体のほうにもよい効果が出ることも、わかってきているのです。これらの状態は「生活習慣病」とも呼ばれますが、**マインドフル・ウォーキングはまさに生活習慣を健やかに調えていく効果を持っているのです。**

ともあれ、まずは短い時間でもいいので、歩く習慣をつけることが先決です。

皆さん1人ひとりに、自分にとって心地のよい歩き方、心地のよいコースがあると思います。例えば、「お気に入りのカフェまで、いつもなら最寄り駅まで電車で行くけど、今日は1駅前で降りて歩いてみる」といった歩き方でいいのです。

「無理をして歩いている！」と感じてしまうようだと、続きません。

まずは歩くことに慣れ、その心地よさを味わう。そのあとで、マインドフル・ウォーキングを実践する。のんびり進んでいきましょう。

いつでもどこでも、1分歩く

「いつ歩けばいい?」「どこを歩けばいい?」「何分ぐらい?」

正しい歩き方を学ぼうと思うと、いろんな疑問が浮かんでくるかもしれません。

ちなみに、禅の修行におけるマインドフル・ウォーキングである「経行《きんひん》」でいえば、臨済宗でも曹洞宗でも、坐禅の合間に5分~10分ほど行うのが一般的です。曹洞宗式では、非常にゆっくりと1歩1歩大切に歩みを進めます。それに対し臨済宗は、曹洞宗に比べてよりアクティブな経行をおこなっている道場が多く、しばらく歩いたあとかなり速いスピードで禅堂の周りを走る、あるいは早歩きするというスタイルが特徴的です。

ですが、マインドフル・ウォーキングに関していえば、この章の基本編、応用編で紹介していること以外は「どんな形でもかまわない」と気楽に考えていただけたらと思います。いつ、どこで歩いても、短い時間でもいいのです。

疲れているときやイライラしているとき、緊張しているときにこれを実践すれば、スッキリするなどの「即時的な効果」を感じられるかもしれません。ただし、いきなり「緊張しているから、歩こう」といっても思うようにいきません。

むしろ**「心が落ち着いている、ふだんの状態で歩く習慣」をつけておくことがポイント**です。これは私たちの脳に太古の昔より備わっている「条件反射」という機能を利用するためです。皮肉なもので「緊張したら歩く」習慣をつけると、かえって「歩くと緊張する」ようになってしまいます。逆にリラックス状態でふだんから歩いていると、いざというときもリラックスしやすくなるのです。

マインドフル・ウォーキングは、集中力や判断力、創造力を向上させるものでもあります。クリニックの患者さんのなかには「会社の休み時間、5分だけ階段を上り下りすると、仕事への集中力がすごく上がるんです」という人がいます。歩いて損をすることは何もありません。ただし、やはり無理は禁物です。長くダラダラ歩けばいい、というものでもありませんし、「歩かなければいけない」と自分を追いつめるようだと、続くものも続かなくなります。

だからとりあえず、今いる部屋で1分、歩いてみてください。しっかり足の裏を感じながら歩けば、それで十分、頭はスッキリするのです。

マインドフルな歩き方のコツは「分ける」「追いかける」

いつでもどこでもできるのが、マインドフル・ウォーキングの素晴らしさ。それをご理解いただいたうえで、「こんなことを心がけると、もっと大きな効果を感じられる」というコツを、いくつかご紹介します。

1つは、**足の裏の感覚の「分割」**です。かかと、つま先の順番で床を離れ、足の裏が体重から解放される。空中に浮いた足が移動し、かかとから着地、床の感触が戻ってくる。1歩に対して4つの感覚を意識する、ということです。

1歩を4つに分けるのが難しいようなら、「右足が着地した」「左足が着地した」と、右と左それぞれ接地した瞬間の感覚だけを意識して心のなかで唱えるだけでもOKです。海外では、「ブッダ、ブッダ」と唱えるそうです。片足が上がったら「ブッ」、着地したら「ダ」。こちらは片足につき2つです。

もう1つのコツは、**一連の4つの感覚を言葉で「追いかける」**ということです。ゆっくりと歩きながら、「かかとが上がる」「つま先が上がる」「移動する」「足が着く」と心のなかで実況中継する感覚です。大切なのは、まず足の感覚があり、それを言葉で追いかけるということです。

逆に、「かかと」「つま先」「移動」「着地」と先に心のなかで唱え、それに合わせて足を運ぶようにしてしまうと、それは瞑想ではなく、「イチ、ニ、イチ、ニ」のリズムで歩く「行進」と変わらないものとなってしまうからです。小さな違いのようですが、**瞑想と行進は、まるで別ものなのです。**

これは呼吸瞑想をするときにもよく見られる勘違いです。「吐くぞ」と思ってから息を吐いて、「吸うぞ」と思ってから息を吸うようだと、本来の呼吸瞑想ではないし、おそらく呼吸もギクシャクして苦しくなってしまうでしょう。

日本を代表するマインドフルネスの研究者であられる、早稲田大学の熊野《くまの》宏昭《ひろあき》教授も、「自然な呼吸をするときに空気が出たり入ったりする様子を、ただ追いかけてゆくように」と指導されています。

感覚を分けること、追いかけることを意識すると、ふだん街中を歩いているよりもスピードは極端に遅くなりますが、それでいいのです。したがって「マインドフル・ウォーキング〈基本編〉」は屋内向きです。外を歩く際には、そんなにゆっくり歩いていたら不自然に見えるかもしれませんし、人ごみや車通りの多い場所では危険ですから、ふだん通りにただ歩くか、あるいは「マインドフル・ウォーキング〈応用編〉」を用いるとよいでしょう。

雑念を追い払う簡単な方法

たった1回のウォーキングですべての悩みが解決するなんて、ウソみたいなことをいうつもりはありません。でも、まずは歩いてスッキリする、という体験をしてみてほしいのです。歩くモチベーションも湧いてきて、続けやすくなります。

「足の感覚への注意を維持し続けるのは、けっこう難しいですね」という声も聞きます。でも、心配はいりません。100人いたら100人が同じことを感じるはずです。

人間はそもそも、長い時間1つのことに集中するのが苦手です。足に注意を向けているつもりが、「明日の会議、気が重いな」「また上司に叱られちゃったな」といったネガティブな想念が浮かび、マインドワンダリングがはじまる。それが当たり前なのです。

大切なのは、そんなときに、**もう1度注意を足の感覚に戻すためのコツ**を知っているかどうか。そこで**「ラベリング」（言葉のラベル貼り）**というテクニックを紹介しましょう。

コツといっても、雑念が浮かんだら心のなかで「雑念、雑念」と何回か唱えるというだけ。これはマインドワンダリングを瞬間的に止めることが狙いです。そうして、「よし、ウォーキングに戻ろう」と、再び足の感覚に意識を向ける。雑念が浮かぶたびにラベリングをすれば、何度集中が途切れても、結果として長い時間、集中することができます。ネガティブな想念が出てくるほど、それに「気付いて、止めて、戻す」ことをする頻度も高くなるわけですから、集中が途切れたら「マインドフルネスが深まるチャンス！」と思ってください。

マインドフル・ウォーキングは、続けることが前提です。「歩いたら脳の疲れがとれた感じで、心も軽くなった」という体験も良いのですが、その1回で終わっては、効果はその場限りになってしまうでしょう。マインドフルネスは「現代を健やかに生きる智慧」を養うものであるということを思い出していただければ幸いです。

禅僧が目指している理想も、行住坐臥《ぎょうじゅうざが》（歩き、活動し、臥す、日常の振る舞い）、生活のすべてに意識を向けられるようになることです。外出するとき、何となくドアを閉めるのではなく、大切に閉める。シャワーを浴びるときも、自分の身体をお湯が伝っていくのを感じる。それが、丁寧に暮らす、幸せに生きるということだからです。

マインドフル・ウォーキング〈基本編〉

曹洞宗や臨済宗などの禅宗の修行には、坐禅の合間に行う「経行」という歩行瞑想があると述べました。坐禅で固まった足の筋肉をほぐす目的もありますが、それだけならふつうのストレッチや散歩でもよいはずです。なぜあえてマインドフルに歩く「経行」をするのでしょうか？

それは坐禅と坐禅の合間の時間すらも、瞑想を途切れさせず、修行を続けるためなのです。私たちのふだんの生活においては、デスクワーク中はさまざまなタスクを同時処理しなければならず、瞑想とはほど遠い状態になってしまいます。だからこそ、そんな仕事の合間に、歩行瞑想で脳をリフレッシュさせることが大切になってくるのです。

最初は、ある程度時間のあるときに、公園などでゆったりした気分ではじめてみましょう。ある程度慣れてきたら、通勤・通学や移動時間、昼休みなどに歩く瞑想を取り入れると、日々のリフレッシュになります。

歩く瞑想が習慣になり、続けた結果、まるで「自分の存在すべてが足と一体化したような境地」を体験できたら、あなたはもう立派な瞑想の達人といえるかもしれません。

歩いている最中に雑念が浮かび、足の感覚から注意が離れてきたら、「ラベリング」（151ページ参照）をおこないましょう。私を含め、誰でも必ず雑念は浮かんでくるものです。気にせず、「雑念、雑念」と唱えてから、ウォーキングに戻りましょう。

では、実際に歩いてみましょう。まずは基本のマインドフル・ウォーキングです。ふだんよりもぐっとゆっくり歩きながら、足の感覚に意識を集中してみてください。歩幅はごく小さくてかまいません。バランスが不安定になりやすい方は、肩幅くらい

マインドフル・ウォーキング〈基本編〉

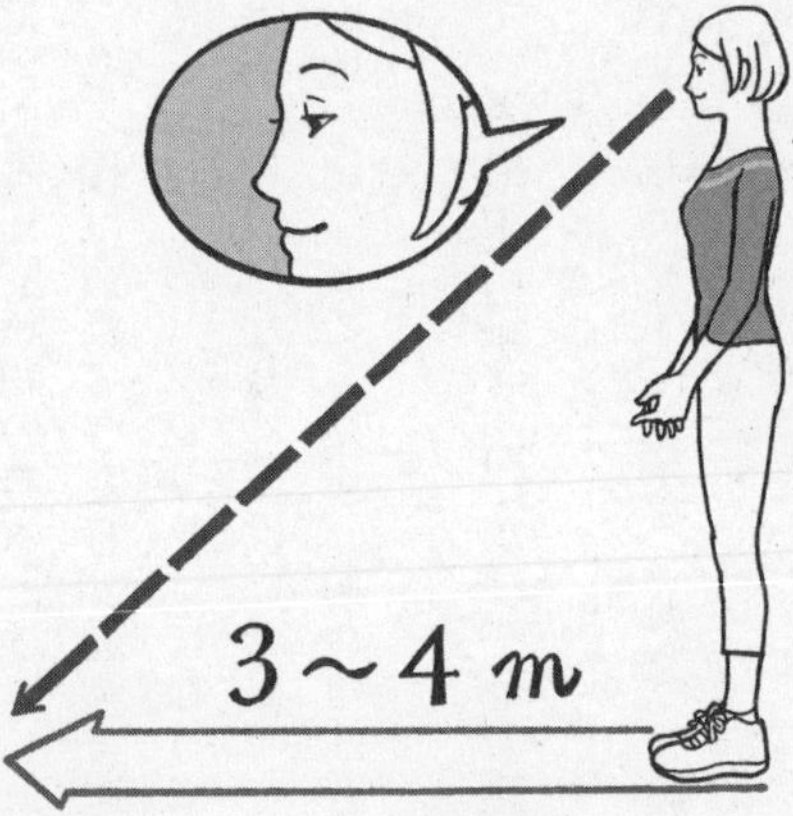

① 背筋を伸ばして、まっすぐ立ちます。両手は身体の前か、後ろで軽く組みましょう。

３〜４m先の地面を見て、目は半眼。背筋が丸くなるので、足を見ないようにしましょう。

歩くことに集中して、ほかのことは考えないように。雑念が浮かんだら、ラベリングをおこないます。

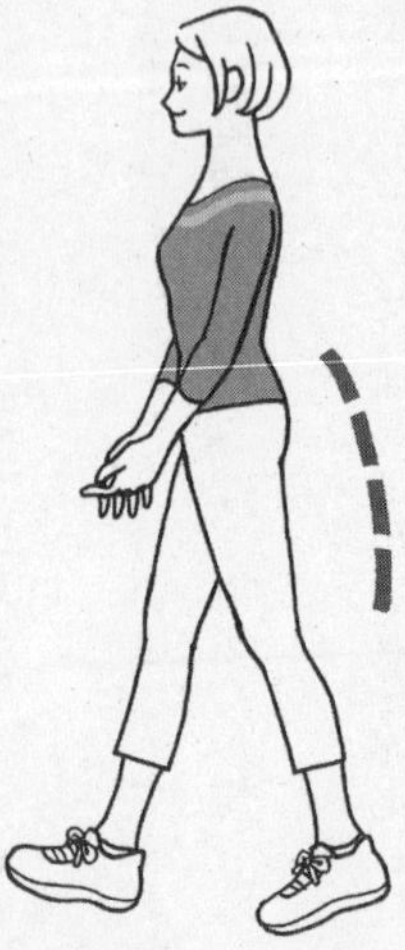

② ゆっくり歩き出します。

「かかとが上がる」「つま先が上がる」「移動する」「足が着く」のを感じ、心のなかでその通り唱えながら歩くと、感覚がつかみやすいはずです。

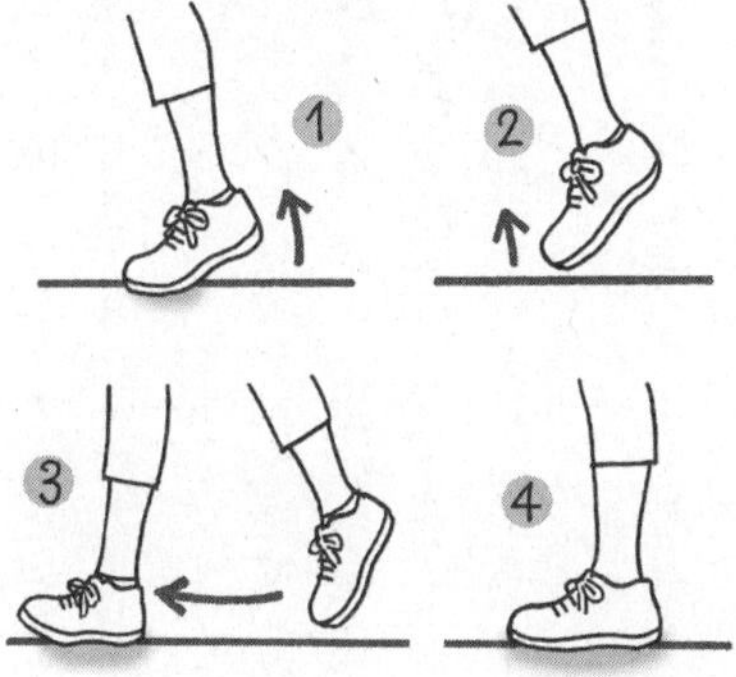

③ 歩き続けます。

右足が「かかとが上がる」「つま先が上がる」「移動する」「足が着く」のを感じたら、次は左足。「片足から片足へと注意を切り替える」作業も、マインドフル・ウォーキングのポイントです。

注意を切り替える能力は、雑念が浮かんだとき、それに囚われず目の前のことに集中し直す能力につながり、マインドワンダリングから抜け出すために欠かせません。

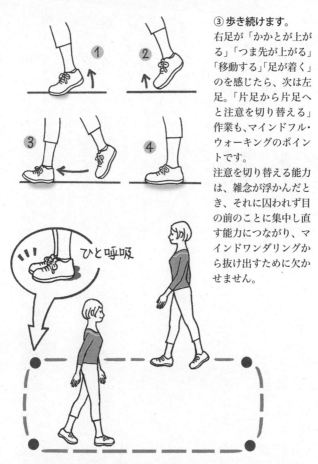

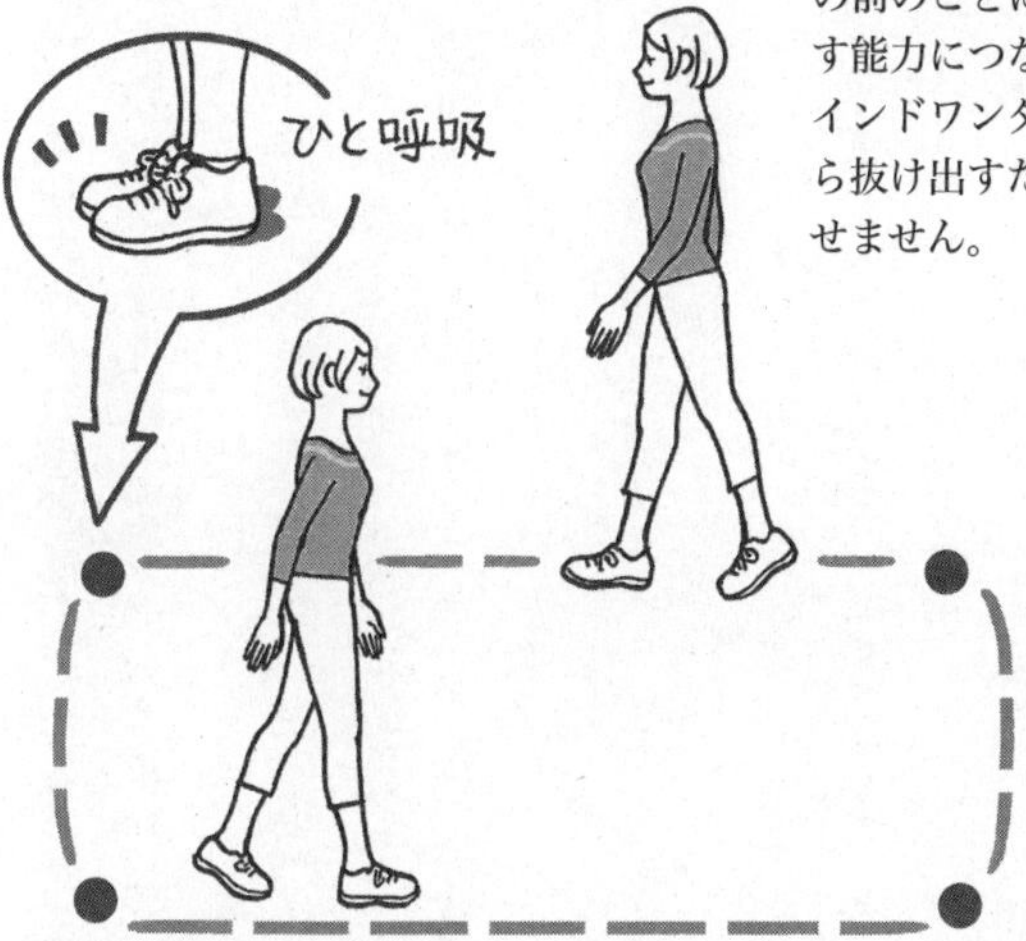

④ 行き止まりになったら、ひと呼吸おきます。いったん足を揃えて立ち止まり、2〜3回呼吸に意識を集中させましょう。

方向転換し、また歩き始めます。

に足を開いておこなうとよいでしょう。クリニックの患者さんを指導させていただく際は、長さ180㎝ほどのヨガマットの上を、1往復あたり2分程度かけてスローモーションのように歩いていただいています。

ポイントは「分割」です。かかと、つま先の順番で床を離れ、足の裏が体重から解放される。空中に浮いた足が移動し、かかとから着地、床の感触が戻ってくる。「かかとが上がる」「つま先が上がる」「移動する」「足が着く」という4つの感覚を分割して順にキャッチしながら、1歩1歩、丁寧に歩くようにします。

マインドフル・ウォーキング〈応用編〉

ゆっくり歩く「マインドフル・ウォーキング〈基本編〉」に慣れたら、今度はふつうのスピードで歩く〈応用編〉をマスターしましょう。

買い物や散歩などのちょっとした外出も、応用編をマスターすれば、瞑想の時間に早変わりします。忙しく動き回っているビジネスパーソンも、基本編より応用編のほうが実践しやすいようです。「忙しくて時間がとれない！」という状況や気分でも、やりやすいからです。

ベトナムの禅僧で瞑想指導者であられた故ティク・ナット・ハン師も、暮らしのなかでできる歩行瞑想を世界中に広め、生前はご自身も一般の方とともに、日々マインドフル・ウォーキングを実践されていました。

例えば、人混みのなかを急がないとならず、遅刻しそうでイライラしたときや、不安でたまらないとき、上司に心ない言葉を投げつけられたときなども、マインドフル・ウォーキングを取り入れることで、心の平穏を保てるようになります。

不安やイライラ、怒りで心が揺れているときというのは、いわば荒海のようなものです。しかし、アンガー・マネジメントの知見によると、怒りやイライラの感情というものは、6秒間やり過ごすことでピークアウトし、やがて過ぎ去ってゆくとされています。無理に感情を抑えつけるのではなく、歩きながら瞑想することで、心のバランスが調い、冷静さを取り戻すことができるのです。

基本編との違いは、「足の裏の感覚」というより、「歩行と呼吸のリズム」に注意を向けることです。

では、やってみましょう。

マインドフル・ウォーキング〈応用編〉

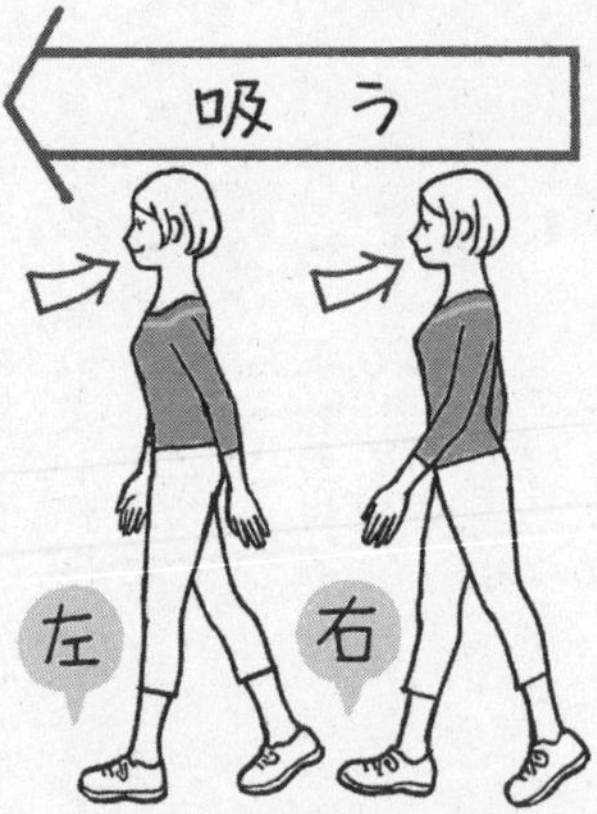

① 右足、左足と２歩歩きながら、一度息を吸います。

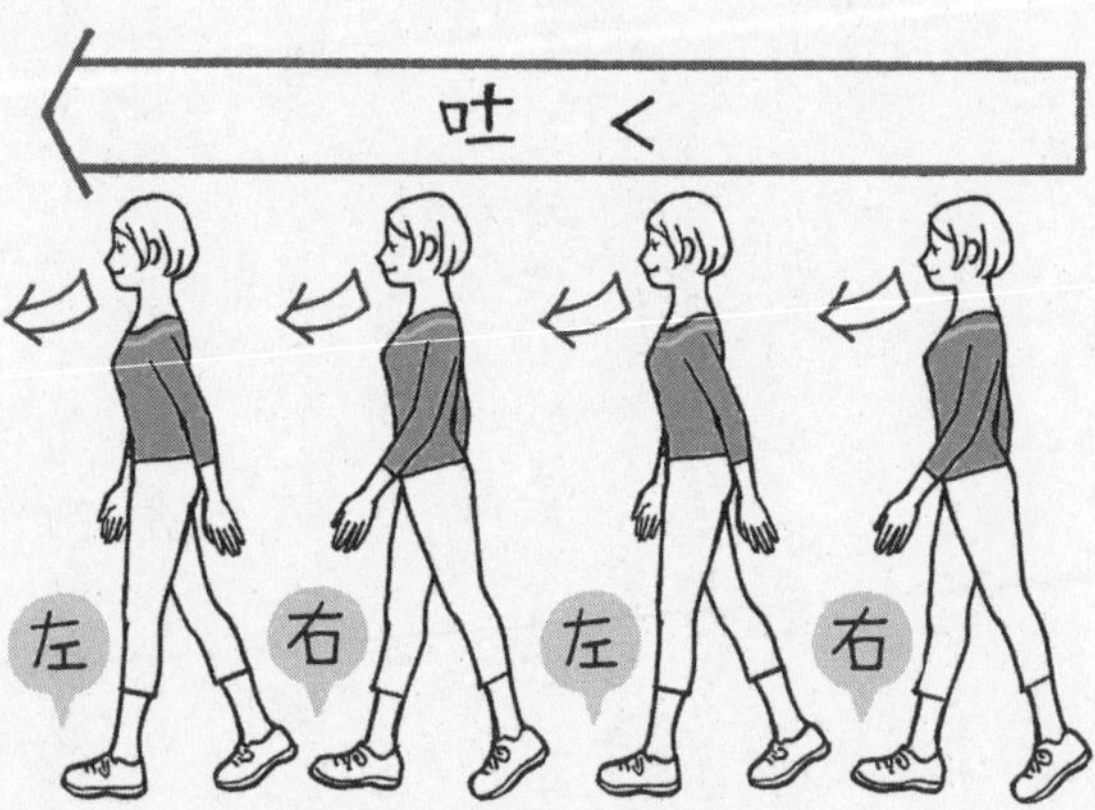

② 右、左、右、左と４歩歩きながら、息を吐きます。

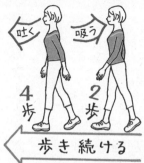

③「2歩で吸い、4歩で吐く」というリズムを固定して、歩き続けます。

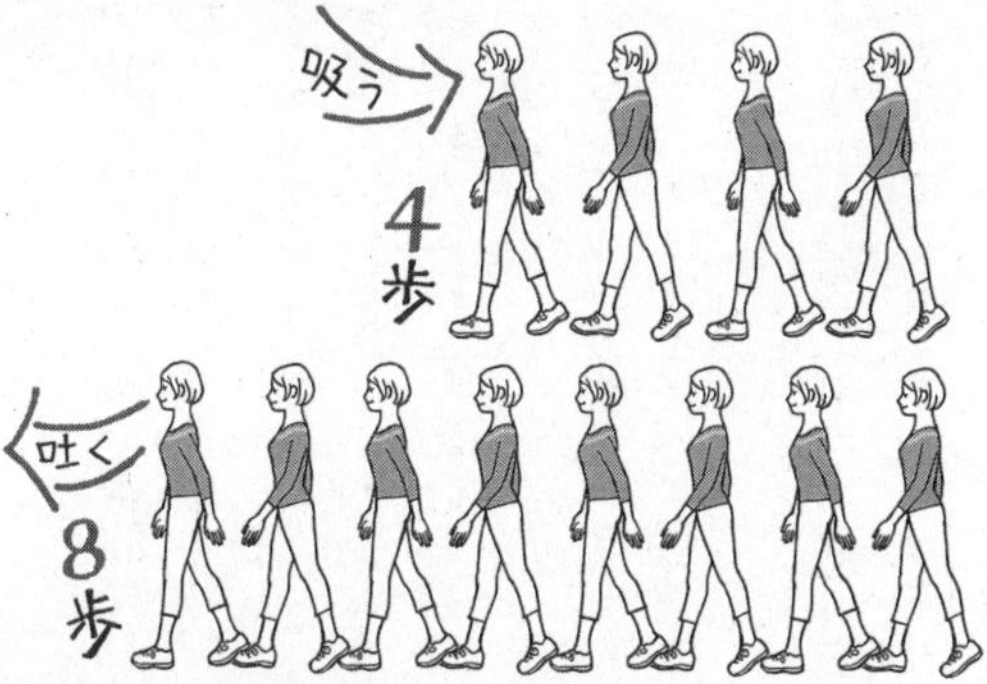

④ 自分のペースで歩き続けます。

「2歩で吸い、4歩で吐く」にこだわらず、「4歩で吸い、6歩で吐く」「2歩で吸い、10歩で吐く」など、心地よく呼吸できるリズムを見つけてください。私自身は「4歩で吸って、6歩で吐く」ペースが合っているようです。

吐くほうを少し長めにすると、リラクゼーションや集中力を高める効果がアップします。

＊2歩、4歩、6歩と、偶数の単位で歩いたほうが、呼吸のたびに左右の足が入れ替わることがないため、リズムを守りやすいでしょう。

自然のなかを歩く〝プチ・リトリート〟のすすめ

都会から離れて山や高原、海辺など非日常の空間に身を置くと、それだけで日常の悩みを忘れられ、頭のなかがリフレッシュできるものです。

これを「リトリート」といいます。「避難」「退却」「修養」といった意味を持つこの言葉が示すように、**日常の慌ただしさからいったん距離を置き、大自然のなかで自らの存在と向き合うことが、現代人にはとりわけ必要**なのです。

マインドフル・ウォーキングにおいても、「ふだんとは違う場所で歩く」ことによって、瞑想の効果が顕著に現れやすくなります。休日に野山を裸足で歩くなんてことができたら最高に気持ちがよさそうだけど、わざわざ遠出する時間がとれない、という人も多いはずです。

自宅のそばに、〝プチ・リトリート〟ができる空間はありませんか？

私自身も日頃、すぐ行くことのできる「プチ・リトリート空間」を大切にしています。その1つは自宅から車でほんの5分か10分で行ける、目の前に工業地帯が広がる埠頭。湾内のおだやかな海を眺めながら、ひとときの瞑想で脳と心をリフレッシュさせています。また、自宅そばの公園にも時折散歩に出かけています。広々とした公園の遊歩道を、コースも決めずに気の向くまま、足の向くままに歩いてゆくと、意外な美しい風景に出合えることも多く、お気に入りのリトリート時間となっています。

プチ・リトリートに適しているのは、他人の視線を感じない場所や、他人に話しかけられない場所などですが、**一番良いのは、鳥のさえずりや風の音、川のせせらぎなど、自然を感じられる場所**です。

というのも、自然の音や風、香りなどは絶えず変化していて、複雑な「ゆらぎ」があります。この「ゆらぎ」がいいのです。一時期流行した「1／fゆらぎ」がまさにこれを示しています。**1／fゆらぎとは、「川の流れ」「雨音」「そよ風」「波の音」といった、およそ自然界を構成するあらゆる物に見られる不規則なリズム**です。「森羅万象の足音」とでもいえるでしょうか。このゆらぎを感じているということは、私たちは大自然の一部であり、大自然に守られているということを意味します。

ところが、時としてあまりにも機械的、規則的なリズムを体験すると、このゆらぎが乱れたと脳が認識します。すると脳は、「自然ではない、何か大変なこと、恐ろしいことが起きようとしているのではないか」と判断をして、自覚できない深層心理のレベルでストレスを発生させることになるのです。

マインドフル・ウォーキングの際にはぜひ、片足ずつ注意を向けることと同時に、周囲の景色や風の感触、小鳥のさえずりなど、移り変わっていく自然の「ゆらぎ」を感じてみましょう。それが、「気持ちを切り替える力」を養ってくれます。

こうした条件を満たすお気に入りの散歩コースを近所に見つけるのも、また楽しいかもしれません。わざわざ野山に行かなくても、ゆらぎを感じることはできます。街中の散歩コースも、日によって条件がまったく変わります。晴れの日、雨の日、交通量の少ない日、多い日もありますし、公園に咲く花も、頬をなでる風の香りや強さ、湿度なども季節ごとに変わる。それも「ゆらぎ」なのです。

ちなみに、こうしたゆらぎを感じるためにも、ウォーキング中は音楽をイヤホンで聴いたりしないのがポイントです。音楽以外の情報がシャットアウトされてしまいますから。

それから、できれば1人で歩くほうがいいでしょう。友だちと待ち合わせておしゃべりしながら一緒に歩くのも楽しいですが、話に夢中になるぶん、足の感覚に集中するのは難しくなってしまいます。それでも歩いた分のカロリー消費と気分転換、健康増進は期待できますし、楽しく会話することでストレス軽減にも効果的ですが、瞑想としての効果を引き出すためには、1人で歩く習慣も持ちたいものです。

気づく力を高める「お散歩瞑想」

歩くと頭がスッキリする。集中できる。悩みが晴れる。

もちろん、その通りなのですが、歩いているときの心地よさ、肌に感じる風の気持ちよさ、目に飛び込む緑の鮮やかさも、存分に味わってほしいと思います。それは「**生きていることは素晴らしい**」**という感覚を私たちに思い出させてくれる**ものです。

しかし、考えてみれば不思議なことです。自分の足に感覚を集中させて歩いているのに、やがて気持ちが広々としてきて、私たちを取り囲んでいる世界の豊かさに気がつく。それはまるで自分の知覚が一新されたような気がするほどです。

マインドフルネスでは、これを「**アウェアネス**」(**＝気づきの感度・能力**)といいます。実は、歩く瞑想や呼吸瞑想をしていると「音が気になってしょうがない」という人が珍しくありません。私が勤めるクリニックでもそうです。診察室には置き時計がありますが、ふだんは誰も気にとめません。ところが瞑想をはじめると、カチカチと耳鳴りするぐらいにうるさく聞こえてくる、というのです。

少し専門的にはなりますが、脳科学の分野ではフォーカスト・アテンション瞑想（集中瞑想）からオープン・モニタリング瞑想（洞察瞑想）へ、上座部仏教（タイやミャンマー、スリランカなど南方系の伝統仏教）の世界ではサマタ瞑想からヴィパッサナー瞑想への変化という観点で解説ができるかと思います。

実はあらゆる瞑想は、2種類の瞑想に分けることができるのです。

歩く瞑想でいえば、1つ目はここまで説明してきたマインドフル・ウォーキングです。これは、フォーカスト・アテンション瞑想（集中瞑想）であり、サマタ瞑想です。基本編も、応用編も、サマタ瞑想である点は同じです。

そしてもう1つの歩く瞑想を、ここでは「**お散歩瞑想**」と呼ぶことにします。

実は、マインドフル・ウォーキングをしているうちに、アウェアネスが高まると、自然とお散歩瞑想に切り替わることがあります。簡単にいうと、**歩き続けているうちに知覚が鋭敏になり、生き生きとした、ありのままの世界を感じられる状態に入るこ**

とがあるのです。注意を足の感覚に向けながらも、周囲に広がる世界から入力される情報にも、一部の注意を振り向けることができる状態です。先述の専門的な表現を借りるならば、「フォーカスト・アテンション瞑想（サマタ瞑想）」であるマインドフル・ウォーキングから、「オープン・モニタリング瞑想（ヴィパッサナー瞑想）」であるお散歩瞑想へと、注意がパノラマ的に広がっていくという現象です。世界の美しさ、生命の豊かさを慈しむように歩くのが気持ちがいい、そんな心の状態になれるのです。

お散歩瞑想とは、楽しく歩ける瞑想、ともいえます。

家の近所の見慣れた風景のなかを歩いていても、「変わった建物だな」とか、「この教会のステンドグラスはきれいだな」とか、さまざまな気づきが得られるからです。

前述のように、リトリートとして「ふだんとは違う場所で歩く」ことも、マインドフルネスには大切なことです。しかし、お散歩瞑想ができたら、いつも見ている景色であっても、はじめて目にしたかのように新鮮に感じられる、そんなシーンをたくさん体験できるでしょう。

そのとき、私たちは思うのです。

「私自身の心が持つ感受性は、無限大なんだ」

「自分には、まだまだいろんな可能性があるんだ」

この感触ほど、自己肯定感を高めてくれるものは、なかなかありません。

忘れないでいただきたいのは、オープン・モニタリングの感覚をつかむためには、まずフォーカスト・アテンションが欠かせない、ということです。音楽を聴きながら、SNSをチェックしながらでは瞑想にはなりませんから、注意がまるで扇子を広げるように拡大していく感覚を得ることは難しいでしょう。お散歩瞑想をするには、マインドフル・ウォーキングからです。

「青空から自分を見る」感覚へ

前項で、歩いているとフォーカスト・アテンション瞑想（集中瞑想）からオープン・モニタリング瞑想（洞察瞑想）へ、サマタ瞑想からヴィパッサナー瞑想へ切り替わる、という話をしました。もう少し詳しく説明しておきましょう。

歩く瞑想をすると、脳内のDMN（デフォルト・モード・ネットワーク）の働きが抑えられ、心が落ち着きます。これがフォーカスト・アテンション瞑想の際に見られる脳内メカニズムの1つです。足の裏の感覚に集中していることから、「自分のなかに閉じこもっている」かのようなイメージがあります。しかし、それと同時に、SN（セイリエンス・ネットワーク）の働きも、活性化しはじめるのです。

SNは、DMNとCEN（セントラル・エグゼクティブ・ネットワーク）を切り替える機能を担っていますが、同時に、さまざまな気づきを促す働きを持っています。これにより**知覚が鋭敏になり、生き生きとした、ありのままの世界を感じられる状態に入る**と考えられます。これが**オープン・モニタリング**です。文字通り、「自分のなかに閉じこもっている」より「自分が開いていく」ほうが、より近いイメージといえるでしょう。

上座部仏教やヨーガなど、インド発祥の伝統的瞑想により近い世界でいえば、足の裏という特定のものに意識を集中させることで雑念を払うのがサマタ瞑想。鳥のさえずりや青空の美しさといった、あらゆる刺激に対して心が開かれていくのが、ヴィパッサナー瞑想です。ヴィパッサナー瞑想はインドにおける最も古い瞑想の1つとされ、それこそ何十年と修行している人がいるぐらい、奥が深いものです。マインドフル・ウォーキングや、その応用編としてのお散歩瞑想は、そんな伝統的瞑想の一端に触れられるワークとしてもおすすめできます。

鎌倉市稲村ヶ崎にある一法庵で坐禅や瞑想の指導に取り組まれている山下良道《りょうどう》師は、『青空としてのわたし』(幻冬舎)という本のなかで、マインドフルネスの状態を「青空から見る」と表現されています。つまり、自分を俯瞰しているということです。まるで自我がなくなり、空と自分が1つに溶け合ったような気持ちで、ちっぽけな自分を遠くから眺められたら、悩みも苦しみも消えてしまいます。

写真を撮るなら「心のカメラ」で

マインドフル・ウォーキングができない、お散歩瞑想のコツもつかめない、という人には、「**カメラを持って散歩してください**」とすすめています。カメラを片手に歩いてみると、カメラマンの視点になって、「こんなにもきれいなものがあるのに、ふだんは通り過ぎていたのか」と気がつきやすくなるからです。

「それならスマホのカメラでいいじゃないか」と思われるかもしれませんが、実はそうではないのです。スマホで撮った写真は、すぐにSNSにアップしたり、アプリで加工したり、アルバム機能で整理したくなるからです。

SNSで「いいね！」をいくつもらえるかな、なんて考えるのは帰宅してからにしましょう。歩いている最中は、ただそこにあるものに目を向けて、素敵な被写体を探してみてください。このときポイントは、**「10枚だけ」「20枚だけ」と、枚数を限定すること**です。

スマホのカメラを含めて、デジタルカメラだと、ほとんど無限に写真が撮れてしまうぶん、1枚1枚が雑になりがちです。その点、枚数が限られていると、「どこを撮ろうか」と、景色を本気で吟味《ぎんみ》することになるでしょう。そんなとき、人が選ぶのは、人に見せたい写真ではなく、思い出に残したい写真のはず。きっと、あとでアルバムを見返したくなるのも、そんな渾身の写真があるからではないでしょうか。

しかし、もう1つご提案があります。カメラ片手の散歩に慣れたら、最後には、**カメラを置いて出かけていただきたい**のです。その場では感動的だった絶景も、あとで写真を見返したら「あれ、こんなのだっけ？」という体験はありませんか。何事も百聞は一見にしかずで、**リアルタイムの感動は、そのすべてを写真に残すことはできない**のです。

以前、伊豆七島を旅したとき、夜の公園のベンチで、仰向けになりました。そのときの見た流れ星の美しさは、今も忘れられません。スマホを取り出して撮影しようとは、一瞬も思いませんでした。

本当の意味でマインドフルなのは、デジカメを通さず、「心のカメラ」で風景を見て、記憶に残すことです。「今日は心のカメラで残そう」。たまにはそんな日をつくり、あるがままの世界の美しさを感じてください。

心を調えたいときにおすすめの「呼吸瞑想」

いつでも、どこでもできる瞑想として、「呼吸瞑想」も覚えておきましょう。1日のはじまりに、あるいは仕事中の気分転換に、就寝前にと、あらゆるタイミングで悩みを手放し、ニュートラルな状態に心を調えることができます。一般的には最初は2～3分、慣れたら10～30分くらいするのがよいとされているのですが、決まりはありません。文字通り「一息入れる」ことで、脳の疲れが癒やされていきます。

私たちは生きている間、ずっと呼吸をしていますが、呼吸瞑想がいつもの呼吸と違うのは、**ふだんは無意識にしている呼吸に意識を向けて、「感じる」ことだけ**です。呼吸をコントロールしようとすると、かえって呼吸が乱れてしまいますから、感じるだけでいいのです。

時間と同じように、場所にも決まりはありません。瞑想というと、「お寺のように静かな場所で、座布団を用意して坐禅を組んでするもの」と思い込んではいませんか？ここでは移動中やオフィスでもできる**「椅子坐禅」**を紹介しましょう。

①両足を少し開け、イスに座ります。頭上から1本の糸で吊られているようなイメージで背筋を伸ばします。

②3回ほど大きく深呼吸します。新鮮な空気をいっぱいに吸い込み、自然に吐き出します。

③ここからは、ありのままの自然な呼吸を続けます。そして、鼻を流れる空気を観察します。鼻を流れる息の出入りを感じにくい方は、肺やお腹の動きを観察し、膨らんだりしぼんだりするのを感じるのでも結構です。

はじめておこなうときは、自宅や周りに人のいない公園など、周囲の刺激や変化にじゃまされることのない静かな場所を選びましょう。できればスマホや携帯はオフにするか着信などの通知がされない設定にして、ゆったり取り組みましょう。

いつすればいいかという決まりもありませんが、私からの一番のおすすめは朝です。朝日の入る明るい部屋でひととき瞑想をすることで、睡眠ホルモンと呼ばれるメラトニンの分泌がストップし、スッキリと気持ちよく1日をはじめることができます。

また、夜、寝る前に瞑想して、朝から晩まで膨大な情報にさらされた脳をリセットすると、ぐっすり眠れます。

衣服は、暑すぎず涼しすぎず、体を締め付けないものでおこなってください。食事やトイレはすませておき、おだやか・やすらかな心の状態でおこなうのが理想的です……とはいっても、そういう日ばかりなら誰も苦労しませんよね。職場でイザコザがあったり、家庭でもめごとがあったりして心がザワワしているほうが、ふつうかもしれません。

「今日もすごく疲れた……身体を動かす気分じゃないけど、なんか頭ばかり冴えちゃって落ち着かないし、モヤモヤするな」といったときも、ぜひ試してみてください。

じっと座っていると、

「お腹が空いたな」

「なんであんなミスしたんだろう」

「どうしてもあのひと言は許せない」

などと雑念が浮かんでくることがあります。

しかしこれは誰もがぶつかる悩み。自分を責める必要はありません。

「空腹」「ミス」「怒り」といったフレーズを心のなかで繰り返したら、そこで雑念を追いかけるのをやめる。これもラベリングのテクニックです。

そして「呼吸に戻ろう」と心のなかで唱え、呼吸の観察に戻ります。

これを、雑念が起こるたびに何度でも繰り返しましょう。

精神科医の禅僧のマインドフルな習慣

精神科のクリニックでは患者さんを治療し、お寺では坐禅や瞑想を指導させていただいている私にも、囚われや悩みがたくさんあります（修行が足りませんね……）。

そんな私は時折、リトリートをかねて、登山やハイキングに出かけます。

東京都青梅市《おうめし》の御岳山《みたけさん》というところは、私のお気に入りの1つです。たいして高い山ではないし、ケーブルカーで頂上近くまで登ることができるので、誰にでもおすすめできるハイキングコースになっています。

面白いのは、山の上一体が大きな神社「武蔵御嶽《みたけ》神社」を守る聖地になっていて、それを守る数十人の神主さんたちがそれぞれ一軒ずつ宿坊を営んでいるところです。そうした宿坊に泊めていただき、坐禅を組んで自分と静かに向き合う時間は、とても贅沢で、私にとって何よりのリトリートになっています。

「お寺の住職が神社に参拝する」というのは奇妙に思われるかもしれませんが、幼少期から自宅のお寺の隣の敷地で営まれる、地元の浅間神社の夏祭りが一番の楽しみだった私は、神様も神社も大好きなのです。そうかと思えば、教会を見て回っては、美しいステンドグラスを眺めたりしています。

信仰の地というものは、長年にわたり訪れた人たちが祈りを捧げてきたという、「場の力」を持っているのではないかと感じます。その意味においては、日本の宗教に垣根はないのではないか、そう感じることも少なくありません。仏教徒が神社をお参りしてもいいし、キリスト教徒が坐禅を組んでもいいのです。

ですから、特定の信仰の有無にかかわらず、家の近所にあるお寺、神社、教会などをウォーキングのコースに取り入れるのは、とてもいいことだと思います。

特にお寺や神社は、少し標高の高いところにもありますね。階段を何百段と上り下りするのは疲れるかもしれませんが、かえってそれが「今、この瞬間」に意識を集中する助けになります。足にかかる身体の重さ、少しずつ筋肉に乳酸がたまってくる感じに、注意を向けてみてください。

そう考えれば、社寺の境内を100回往復する「お百度参り」なども、瞑想的な要素を有していたのかもしれません。

瞑想になる運動、ならない運動

マインドフル・ウォーキングは、ウォーキングと名付けられてはいますが、その実、運動というよりも「瞑想」であることがポイントです。

長い時間歩いてカロリーを消費するより、歩いている足に感覚を向けて、瞑想として実践することが目的です。それによって、頭がスッキリする、集中力や判断力が高まるといった、通常の運動にはない効果が得られるのです。

マインドフルネスは、こうした「人間がふだん当たり前にやっていること、無意識のうちにしていることに、あえて心を向ける」ことが出発点になります。

禅の世界には、歩く禅（歩行禅）のほかにも、座る禅（坐禅）、寝る禅（寝禅）、食べる禅（食禅）などがあります。こうした「当たり前の行動」に意識を向けてみると、それはすべて、禅になる。長年の修行を積んだ禅僧などは、生活のすべてが瞑想（生活瞑想）になっているとされます。

逆に、**意識して学習的に取り組まなければならないものは、それがどれだけ面白く健康増進にも役立つとしても、瞑想にはなりにくいといえます。**

例えば、フットサルは人気もあって面白いスポーツですが、マインドフルネスからは離れてしまいます。「どう攻め、守り、勝つか」という戦略が求められるスポーツは、さまざまな情報を同時に処理しなければならず、マインドワンダリングの要因になります。言い換えれば、マインドワンダリングすることが必要なスポーツなのです。

同じ理由で、野球やサッカー、テニスなども不向きです。「こう打ってきたら、こう返そう」などと身構えている状態は、DMNが活性化すると考えられるからです。

元大リーガーのイチロー選手、テニスのジョコビッチ選手など、瞑想を習慣にしているトップアスリートが多いのは、これらの対戦型スポーツではそれだけ雑念が浮かびやすく、集中するには高い精神的スキルが必要であることの表れでしょう。

もっとも、**スポーツのなかにも、マインドフルネスに近い効果を得られるものがあります**。それは、**同じ動作を繰り返すものや、特定の動作だけに集中する性質のもの**。例えば、ランニング、水泳、自転車、ウエイトリフティングなどです。

ランニングをするときは、こんなふうにしてみてください。

走る前に、腹筋ややもも上げなど、比較的強度の高い運動を20秒ほどおこないます。そのあと、呼吸瞑想（171ページ参照）を1～2分。脳科学的に見ると、これは交感神経を刺激してから副交感神経を刺激するということをしています。すると、序章で触れた「マイクロバースト」現象によって、深く集中できます。

そのうえで、呼吸のリズムや足の動きに意識を向けながら走ると、心が落ち着きます。名付けて、**「マインドフル・ランニング」**です。

水泳は、私も気に入っています。まわりの人を気にしなくてすむぐらいにプールが空いていて、なおかつ泳ぐのが苦手でなければ、これも深い集中を味わうことができます。水泳がいいのは、規則的で決まったタイミングでしか息つぎができないので、おのずと呼吸と手足のリズムが同期し、正しいフォームをなぞるよう手足に注意を向けているところです。呼吸瞑想と歩行瞑想、2つの要素を兼ね備えたスポーツです。

ただ、スピードを出しすぎて苦しくなってくると、瞑想からは離れてしまいがちです。心地よさを感じる、自分に合ったスピードを見つけることが肝心です。私はシニア世代の方々がゆっくり泳いでいるコースを選び、一緒に泳がせてもらっています。

さて、今挙げたスポーツには、他人と競い合うスポーツではないという共通点があることに、お気づきでしょうか。**他人の目を気にしなければ、それだけ自分の感覚に意識を向けられる**、ということです。

これを応用すれば、**競技スポーツも取り組み方によってはマインドフルネス瞑想になり得る**ということ。たとえばゴルフなら、ホールを回ってスコアを競い合うのではなく、打ちっぱなしでボールを打つことだけに注意を向ける。野球なら試合ではなく、バッティングセンターでバットにボールに当てることだけに集中する。これなら瞑想として取り組むことができるでしょう。

ほかにも、剣道、弓道、空手、合気道などと「道」がつくスポーツには、禅の精神が生きています。いずれも相手と強さを競うというより、型の美しさの追求、精神修養の意味合いが大きく、「強さ」へのこだわりを手放すことも大切です。そのためにマインドフルネスの要素を多く有しているのです。

もちろん、同じ空手でも演武を目的とする「型」とは対照的に、対戦型の「組手」では直接的な勝ち負けがともないますが、日本の武道で重要とされるのは「相手に対する礼」です。禅の教えである「和合」の精神が、武士道精神としてスポーツのなかにも息づいているのです。

圧倒的にマインドフルな、あのスポーツ

最近、「これは圧倒的にマインドフルだな」と思うスポーツを見つけたので、クリニックの患者さんにもよくおすすめしています。

それは、自分の手足だけを頼りに人工壁面を登るスポーツ、**ボルダリング**です。

私も旅先のフィールドアスレチックや、街中のボルダリングジムなどで何度か体験しています。ほどよいスリルがありますし、頭で計算してもその通りにいかないなか、野生的なカンを頼りに手足を動かしていくところが、実に面白いのです。壁を登ること自体、非日常感が強いため、街中のジムにいながらリトリートの感覚を味わえます。

ボルダリングがマインドフルだというのも、「壁を登る」という行為の単純さ故です。競技としてボルダリングをしている人にいわせれば、「どんな順番でどこをつかんで、どこに足をかけて」と戦略があると思いますが、一般の人が楽しんで取り組むならば、とにかく「壁を登る」ことに夢中になれるはずです。出来栄えなど気にしている余裕はありませんし、一番上までいけなくてもいいのです。「次はあそこまで登ってみよう」「この角度で手を伸ばしたらどうかな」などと、登るたびに気づきがあり、飽きることがありません。

登りたい壁に、登りたいだけ登る。疲れたら休んで、水を飲む。**心の求める声に耳を傾けて、ただ身体を動かしてみましょう**。ここまで1つの行為に没頭でき、誰でもマインドフルになれるスポーツは、なかなかないのではないかと感じています。

同じ感覚を、山登りを通じて日常的に味わっている人も、たくさんいらっしゃると思います。でも、本格的な山登りとなると、装備も揃える必要がありますし、「思い立ったらすぐ」というわけにはいきません。

その点、ボルダリングは、専用のジムが次々に誕生しており、手軽に体験できます。壁に登るといっても、3m程度の壁を登るだけですし、落ちても下にやわらかなクッションがあります。施設にもよりますが、一般的なボルダリングジムでは命綱をつけないで楽しむことができます。今一番、マインドフルなスポーツとして、私のイチオシです。

自分に合ったマインドフルネスを見つけよう

呼吸瞑想、歩行瞑想はいずれも万人向きなマインドフルネス実践法だと思いますが、「こういう人は呼吸瞑想向きだな」というケースもあります。

例えば、真面目で几帳面な人、そして頑固な人（笑）です。足の裏に注意を向ける歩行瞑想に比べて、注意を向けることが難しく、雑念が生じやすいのが呼吸瞑想ですが、1つの作業に根気よく取り組むことのできるこうした真面目な人には、しつこく雑念が出てきても追い払い、呼吸瞑想に戻ることのできる辛抱強さがあります。

それに対して、活発で好奇心旺盛、とにかく動いているのが好きな人は、より注意を向けやすい歩行瞑想がおすすめ。落ち着きがない人、コロコロと気が変わりやすい人も、このタイプに該当するでしょう。私がマインドフルネスに関する助言をさせていただく際にも、その人の活動性のタイプやパーソナリティを見て、どちらをおすすめするべきかの参考にしています。

もっとも、**瞑想するときに一番妨げになってしまうのは、「〜しなくてはいけない」という囚われ**です。「マインドフル・ウォーキングは絶対にこうやるべき」とか、「頑固な人間は絶対に呼吸瞑想だ」とは思わないでください。

これまでマインドフルネスの瞑想を体験したことがある人は、もしかすると「川野はずいぶん『ゆるい』ことをいうんだな」と感じるかもしれません。確かに、マインドフルネスに関して指導・助言をする人間として、私はずいぶん「ゆるい」ほうだと思います。

一番厳しい指導者の1人は、おそらく米国マサチューセッツ大学医学大学院の名誉教授、ジョン・カバットジン博士でしょう。彼は医学的なエビデンスを打ち立てるという使命もあって、MBSR（マインドフルネス・ストレス低減法）という、8週間にわたる厳格なプログラムをつくりました。そこには歩く瞑想も呼吸瞑想も、「ボディスキャン」の瞑想もすべて含まれていますが、「ボディスキャン瞑想を、眠気のために45分続けられないなら、冷水のシャワーを浴びてでもやりなさい」と指導されたそうです。かなりストイックで、私も「そこまで気合いを入れて瞑想を続ければ、効果も出やすいかもしれない」と納得させられます。

しかし近年は、こうしたプログラム化されたマインドフルネス瞑想を規定通りにおこなう手法ではなく、そのうちの1つだけをピックアップしてより短く実践することでも、ある程度の効果が得られるというエビデンスも発表されるようになっています。忙しい現代人の代表格である私たち日本人が生活のなかに取り入れるには、そんな少し「ゆるめ」の瞑想実践がいいのではないか。そんなふうに私は考えています。

どんな人にも、その人なりのやりようがあります。散歩の歩数にしても、厳格に1万歩以上と決めるのではなく、その人にとっては5000歩がちょうどよいのなら、それで十分と考えることもできるのではないでしょうか。

おわりに――日々是《にちにちこれ》、マインドフルネス

この本を通して、歩く瞑想「マインドフル・ウォーキング」を中心に、いろいろな瞑想法を紹介させていただきました。

マインドフルネス瞑想では、実践を続けていただくことが、何よりも大切です。1日当たりたった3分間の瞑想でも、毎日続ければひと月で90分、1年で18時間にもなります。禅の修行僧や瞑想の専門家が1日に2～3時間は瞑想をするとして、1年かけてこうした人たちの暮らしを1週間分は経験できるということです。もちろん、一度に30分、1時間と、長時間の実践によって瞑想がより深まるということもあります。でも私の願いは、多忙な方にこそ、まずはほんの数分間でも、日々の暮らしに瞑想を取り入れていただきたいということなのです。

本書に挙げた瞑想法をご自身でやりやすい形にアレンジして、自分だけの「マインドフルネス」を身につけていただくのも、とても素敵なことです。ひいては日常のいたるところに、あなたにとってのマインドフル時間を持てるようになれば、毎

日の暮らしが温かな気づきに満ちた、幸せなものへと導かれてゆくのではないかと思います。

そこで最後に、私自身の瞑想実践について、1つだけ書かせていただきたいと思います。私はこの習慣を「小さなリトリート」と呼んでいますが、忙しい日々の隙間時間を活用して、ちょっとした「非日常」を楽しむ大切な時間になっています。

クリニックでの診療や寺院の勤めをはじめ、執筆や講演などさまざまなお仕事をいただくなかで、ふと「そろそろ休んだほうがいいかな」と感じることがあります。そんなときは可能な範囲で予定を調整し、夕方に2時間ほどの時間を確保して、隣駅の近くにある大きな公園に向かいます。

背中の小さなリュックサックに入っているのは、ビニールシート、タオル、水筒、携帯用のやかんとバーナー、ステンレス製のマグカップにドリップコーヒー、それに文庫本が1冊。電車を降りると、駅前からはじまる坂道をゆっくりと上っていきます。次第にきつくなる勾配を身体に感じつつ、呼吸数と心拍数が上がりすぎないよう歩く速さを調整しながら、足の裏をしっかりと意識してマインドフル・ウォーキングをします。

公園の入り口には管理棟があり、日本で最初の洋式競馬場の跡地につくられた、広大な緑地を一望することができます。それから私はゆっくりと階段を降りて公園内に入り、外周を形成する遊歩道を通り抜けます。一面に広がる美しい芝生のやわらかな感触を楽しみながら、奥にひっそりと佇む、落葉樹の木立を目指します。樹の下の静かな一画を見つけたら、おもむろにビニールシートを広げて座り、お湯を沸かしてコーヒーを淹れる。そして時間を気にせずのんびりと、1杯のコーヒーの味や香りを楽しむのです。

それからの小1時間は、私だけの自由時間です。

向こうの芝生で楽しそうにボール遊びをする親子、大きな桜のある小高い丘の斜面に並んで座る仲の良さそうな女子学生さん、ヨガマットの上で気持ちよさそうにストレッチをしている数人の大人たち、大きなゴールデン・レトリバーを散歩しているのだろうけれど、犬に引っ張られっぱなしの微笑ましいおじいさん……。そこには、公園で自分たちだけの時間を楽しむ姿を通して、それぞれの人生が垣間見えます。

ふと見上げれば、生い茂る葉の間から、夕暮れの色へと移ろいでゆく空。目に映る風景をそんな風にただ眺めていると、晴れたこの空の下で、何気ないこうしたひとときを過ごしていることに、自然と感謝の気持ちが湧いてくるのです。

そしてひとりしきりお気に入りの本を、心のなかで朗読をするように一文ずつ噛みしめながら読み、気が向いたら2杯目のコーヒーを、またゆっくりと飲む。

私にとって、ただ自分自身のあるがままの感性に身を委ね、それを喜びと感じることのできる貴重な時間。誰にも、何に対しても、忖度《そんたく》することも遠慮することもなく、自然を感じ、読み、そして味わうひとときです。

この本をお読みいただいた皆さまにもぜひ、心にゆとりが持てないと感じるときにこそ、どうか勇気を持って、自分だけのマインドフルな時間を紡いでいただきたいと願っています。

私たちがこの世に生を受け、こうして毎日生きていられるということ。その当たり前が、実は当たり前ではなくて、奇跡なのだと気づくことから、「本当の幸せ」がはじまるのかもしれません。その気づきを持って私たちは、互いを傷つけ合うのではなく、思いやり、支え合う存在になれるのではないでしょうか。

本書をお読みいただいた皆さまが、「歩くこと」そして「呼吸すること」を深く味わい、この美しい森羅万象の世界に生かされている喜びを噛みしめてくださることが、私の切なる願いです。

川野泰周　合掌

歩歩是道場

合掌

本書は『悩みの9割は歩けば消える』（2017年・小社刊）
に加筆・修正を加えて再編集したものです。

青春文庫

歩《ある》けば、調《ととの》う

人生《じんせい》を豊《ゆた》かにする「脳《のう》と身体《からだ》の休《やす》め方《かた》」

2023年10月20日　第1刷
2024年 5 月25日　第2刷

著　者　川《かわ》野《の》泰《たい》周《しゅう》

発行者　小澤源太郎

責任編集　株式会社プライム涌光

発行所　株式会社青春出版社

〒162-0056　東京都新宿区若松町 12-1
電話 03-3203-2850（編集部）
03-3207-1916（営業部）
振替番号　00190-7-98602

印刷／大日本印刷
製本／ナショナル製本
ISBN 978-4-413-29837-7